PFARRER
KNEIPP

Sonderausgabe

Alle Übungen, Tips und Ratschläge wurden sorgfältig geprüft. Eine Garantie bzw. Haftung kann
jedoch nicht übernommen werden.

Trautwein Ratgeber Edition
© 1997 Genehmigte Sonderausgabe
Alle Rechte vorbehalten
Redaktion: Anja Borck, Susanne Ulrich,
Emanuela Dabbeni
Text: Flora Veroll
Umschlaggestaltung: Inga Koch
Illustrationen: Rainer Michel
Printed in Slovakia
ISBN 3-8174-5166-0
5151661

Inhalt

Vorwort

Die Kneippkur ist mehr als „nur" eine Wasserkur – auch wenn diese ein Schwerpunkt ist –, denn Kneipp ging es um den ganzen Menschen, um den Zusammenhang von Körper, Seele und Geist, auf den er mit natürlichen Mitteln erfolgreich einwirkte. Dieser Gesundheitsratgeber richtet sich an Leserinnen und Leser, die nicht nur ihre Gesundheit erhalten bzw. Krankheiten vorbeugen wollen, sondern auch vorübergehendes Unwohlsein, bereits bestehende Leiden und nicht zuletzt eine Genesung unterstützend selbst behandeln möchten.

Nicht immer sind Kneippkuren Ersatz für eine notwendige ärztliche oder heilpraktische Behandlung, sie sind aber durchaus als begleitende Maßnahmen sinnvoll. Man sollte dann die Anwendungen in Absprache mit dem behandelnden Arzt durchführen. Das Kneipp-Buch ist so angelegt, daß es allen Interessierten als kleines, handliches Nachschlagewerk dienen kann. Ein alphabetisch angeordnetes Register der Beschwerden verweist auf die entsprechenden Wasseranwendungen und bietet damit ein rasches Auffinden der gewünschten Kur.

Zahlreiche Anwendungen, die erfolgreich von jedem zu Hause durchgeführt werden können, zeigen, wie Wasser gezielt als therapeutische Maßnahme eingesetzt werden kann. Alle Ratschläge wurden von der Autorin sorgsam zusammengestellt und vom Verlag geprüft. Eine Garantie bzw. Haftung kann jedoch nicht übernommen werden.

Bemerkungen zur Wasserheilkunde

Bemerkungen zur Wasserheilkunde

Wasser ist ein Naturmittel und wird seit Menschengedenken auch zu therapeutischen Zwecken verwendet. Besonders in Blüte stand diese Therapieform im Altertum, erfreute sich jedoch in den nachfolgenden Jahrhunderten recht unterschiedlicher Beliebtheit. Im Mittelalter geriet sie fast ganz in Vergessenheit und gewann erst im 19. Jahrhundert erneut an Bedeutung, um dann im 20. Jahrhundert ihre moderne, verfeinerte Form zu finden.

Das heißt, daß es keine neuzeitlichen „Erfinder" der Wassertherapie gibt, wohl aber Begründer einer neuen Form, therapeutisch mit dem Wasser umzugehen. Die bekanntesten unter ihnen sind Vinzenz Prießnitz (1799–1851) und Johann Schroth (1798 bis 1856), an die wir heute vornehmlich durch den Prießnitz-Umschlag und die Schroth-Kur erinnert werden. Sie sind die direkten Vorgänger von Sebastian Kneipp (1821–1897), dem es als erstem gelang, die Formen der Kaltwasserbehandlung zu mildern. Er setzte Wasser mit warmen und heißen Temperaturen und bestimmte Formen der Dampfbehandlung therapeutisch in so vielfältiger Weise ein, daß er damit den ganz persönlichen Erfordernissen und Bedürfnissen seiner Patientinnen und Patienten gerecht werden konnte. Das führte im Laufe der Zeit dazu, daß seine Therapie auch von Schulmedizinern nicht nur übernommen, sondern auch weiterentwickelt wurde und heute unter ande-

rem als „Physiotherapie nach Kneipp" bezeichnet
wird; 1891 kam es zur Gründung des Kneipp-Ärz-
tebundes in Deutschland. Derzeit hat die sogenannte Kneipp-Bewegung internationale Bedeutung und ist wohl die größte Volksgesund-
heitsbewegung der Welt.

Wasser und Haut

Das Ziel einer therapeutischen Wasserbehandlung
ist die Wiederherstellung bzw. Erhaltung der
Gesundheit. Von größter Bedeutung ist dabei,
durch den Wasserreiz Wärme im Körper zu erzeu-
gen – denn die Haut und die diesem Hautbereich
zugeordneten Organe werden besser durchblutet.
Durchblutung aber bedeutet Leben – gesundes
Leben. Dies ist von besonderer Wichtigkeit, wenn
wir bedenken, daß die Haut unser größtes Sinnes-
organ überhaupt ist und von der Oberflächenaus-
dehnung her nach dem Darm unser zweitgrößtes
Organ darstellt. Wasser wirkt aufgrund des
Hautreizes auf den inneren Organismus. Wasser
besitzt eine anregende und reinigende Kraft, ist
aber auch Träger von Wärme und Kälte.

Die Haut ist nicht nur eine schützende Hülle und
Abgrenzung des Körpers nach außen, sondern ein
lebenswichtiges Organ, das für den Wärmehaushalt
und die Regulierung der Körpertemperatur genauso
zuständig ist wie für den Gesamtstoffhaushalt des
Organismus. Sie ist von zahlreichen Nervenenden
durchzogen und deshalb zu sehr vielen Reflex-
antworten in der Lage. Wasser ist jedoch nicht nur
Träger von Temperaturen, sondern besitzt auch

mechanische Eigenschaften wie hydrostatischen Druck, Auftriebskraft und Reibungswiderstand.

Unter hydrostatischem Druck ist der gleichmäßige Druck zu verstehen, den das Wasser auf die im Wasser befindlichen Teile des Körpers ausübt. Bei entsprechender Stärke führt dieser Druck zum Zusammenpressen von flexiblen Körperteilen wie zum Beispiel des Brust- und Bauchraums oder der Gefäße des Blut- und Lymphsystems. Auf eine Person mit einer Herzkrankheit oder labilen Gefäßen bezogen bedeutet das, daß Vollbäder durchaus gefährlich sein können (Kreislaufversagen). Es empfiehlt sich keinesfalls ein zu schnelles Verlassen der Badewanne, sondern ein langsames Aufrichten mit anschließender Abkühlung: kaltes Wasser über die Arme oder Brust und den Rücken laufen lassen!

Die Auftriebskraft des Wassers drückt sich in dem scheinbaren Gewichtsverlust aus, den ein Körper im Wasser erfährt und der dem Gewicht der verdrängten Wassermenge entspricht. Diesen Umstand macht sich die Wassergymnastik zunutze.

Auch der Reibungswiderstand, der Widerstand also, den ein sich im Wasser befindlicher Körperteil überwinden muß, wird in gymnastischen Unterwasserübungen zur Kräftigung des Bewegungsapparates genutzt.

Von Bedeutung sind auch die chemischen Eigenschaften des Wassers, wenn bestimmte Substanzen zugesetzt werden, die in der Kneippschen Wasserkur vorwiegend pflanzlichen Ursprungs

sind. Diese Substanzen dienen dazu, die Wasserreize auf der Haut zu verstärken (z. B. Heublumen,
Senföl) oder zu mildern (z. B. Kamille, Zinnkraut,
Kleie, Eichenrinde). Daneben können aber auch
Stoffe zugesetzt werden, die die Haut aufsaugt
(ölige Lösungen), von da ins Blut gelangen und
dann auf bestimmte Organe oder Organsysteme
einwirken können.

Wasserreize und Organismus

Bei jeder Wasseranwendung werden Reize gesetzt,
auf die der Körper auf natürliche Weise – also seinen Funktionen entsprechend – reagieren soll. Und
genau darum geht es in der Wasserheilkunde: um
die Reaktion. Sie zeigt genau an, wie intensiv die
Wirkung auf den Kreislauf, den Stoffwechsel, das
Nervensystem und die seelisch-geistige Verfassung
ist. Das heißt mit anderen Worten: Wasser hält die
Funktionen des Organismus in Übung, regt die
Durchblutung an, beruhigt oder regt das Nervensystem an, kräftigt die Organe, macht gegen
Krankheiten widerstandsfähiger und härtet ab.

Diese Fähigkeit des Organismus zu reagieren
hängt natürlich weitgehend von seinem Zustand ab
– wie gesund, kränklich oder krank er momentan
ist. Aber sie hängt auch davon ab, welchem
Konstitutionstyp eine Person vorwiegend angehört:

Leptosomer Typus: Hager, schmal, aufgeschos-
sen und vom Gemüt her empfindsam, zart und reiz-
bar. Hier sind eher warme bis heiße Wasseranwendungen angesagt.

BEMERKUNGEN ZUR WASSERHEILKUNDE

Athletischer Typus: Mittel- bis hochgewachsen, breitschultrig, muskulös, kräftig; gemütvoll und gleichzeitig willensstark. Hier sind in der Regel warme und kalte Anwendungen angesagt.

Pyknischer Typus: Schmalschultrig bei meist gedrungenem Körperbau, breites, leicht eckiges Gesicht, kurzer Hals, evtl. Fettbauch, schwächliche Muskulatur; gefühlsbetontes Wesen, kontaktfreudig, behäbig bis lebhaft. Hier werden für gewöhnlich die kalten Wasseranwendungen besser vertragen.

Die Kneippschen Wasseranwendungen

Die Kneippschen Wasseranwendungen nach Körperbereichen

Bei den hier vorgestellten Anwendungen handelt es sich vor allem um die verschiedenen Arten von Waschungen, Güssen, Bädern, Dämpfen, Wickeln, Kompressen, Packungen und Auflagen. Grundsätzlich ist zu sagen, daß Beschwerden nur dann dauerhaft gelindert oder geheilt werden können, wenn die entsprechenden Wasseranwendungen regelmäßig durchgeführt werden. Auch sollte in vielen Fällen für eine Nachwärmung gesorgt werden. Bei Güssen ist darauf zu achten, daß der Magen weder leer (eine halbe Stunde zuvor eine Kleinigkeit essen) noch überfüllt ist; der Raum sollte weder kalt noch zugig und der Puls des Anwenders beruhigt sein.

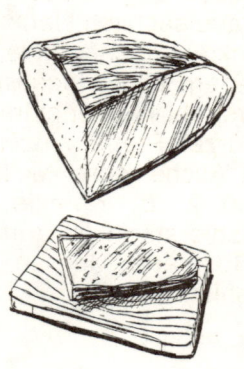

Vor Wasseranwendungen eine Kleinigkeit essen

DIE KNEIPPSCHEN WASSERANWENDUNGEN

Bei Kindern richten sich die Anwendungen nach dem Alter (Säugling, Kleinkind) und danach, wie das Kind sich verhält, indem es z. B. nach dem Anlegen eines Wickels ruhig bleibt oder sogar damit einschläft. Kinder können gar nicht früh genug mit kaltem Wasser vertraut gemacht werden. Nach einem warmen Bad oder einer warmen Waschung sollte also nie der abschließende Kaltanteil vergessen werden. Kurze kalte Reize mobilisieren nicht nur das Immunsystem des kindlichen Organismus, sie kräftigen auch das Gewebe, fördern die Durchblutung und wirken belebend auf die Stimmung. Besonders unruhige, nervöse Kinder sollten unbedingt ans Wasser gewöhnt werden. Ein kurzes Abgießen der Beine oder des Unterkörpers wirkt in vielen Fällen besänftigend und schlaffördernd.

Zur Wasserbehandlung gehören auch Zusätze aus Kräutern und anderen heilsam und verstärkend wirkenden Stoffen. So sind es bei Waschungen vornehmlich Kräuterabkochungen, Essig und Salz. Bei Wickeln sind es hauptsächlich Heublumen, Haferstroh, Kamille, Zinnkraut, Eichenrinde, Heilerde und Senfmehl. Bei Bädern empfehlen sich vor allem Heublumen, Haferstroh, Fichtenextrakt, Zinnkraut, Kamille, Kalmuswurzel, Pfefferminzöl, Eukalyptusöl, Salz, Senfmehl, Asche, Kleie, Molke, Moorlauge und bei Dämpfen z. B. Kamille, Salbei und Heublumen. Selbstverständlich dürfen auch Baldrian, Lavendel, Rosmarin, Melisse, Thymian und Wacholder nicht fehlen.

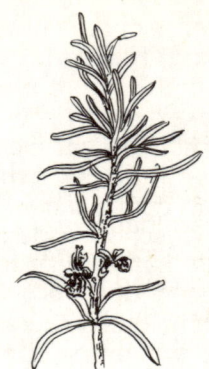

Rosmarin

Die Wirkstoffe dieser Zusätze werden zum Teil über die Haut aufgenommen, zum Teil aber auch eingeatmet. Sie sollten nach Gebrauchsanweisung angewendet werden. Können bestehende Schmerzen nicht gemildert oder beseitigt werden, ist der Besuch bei ärztlichen bzw. naturheilkundlichen Fachkräften unerläßlich.

Generell unterscheidet man bei der Wasseranwendung zwischen Kaltreizen, Indifferenztemperaturen und Wärmereizen. Die Indifferenztemperaturen liegen zwischen 29 und 32 Grad Celsius und rufen auf der Haut keine Reaktionen hervor. Kaltreize entstehen bei Temperaturen von 8–15 Grad (sehr kalt), 16–22 Grad (Kalt), 23–28 Grad (Kühl). Warmreize werden ausgelöst durch Temperaturen von 33–38 Grad (warm), 39–40 Grad (sehr warm) sowie 41 Grad und mehr (heiß bis sehr heiß).

Welche Hilfsmittel sind nun für die Kneipp-anwendungen zu Hause erforderlich?

Unerläßlich sind: Ein Wasserthermometer; ein Kneipp-Gießschlauch (ein Brauseschlauch erfüllt nach Abmontieren des Brausekopfes den gleichen Zweck); zwei Fußbadewannen oder zwei große Eimer sowie eine Armbadewanne – am besten aus Plastik; Tücher für Wickel, Auflagen, Kompressen etc. Bei den Wickeln sind jeweils drei verschiedene Größen und Qualitäten notwendig: das äußere und größte ist ein Wolltuch, das mittlere sowie das kleine sind Leinentücher. Außerdem benötigt man einen Wassertopf mit Deckel (für drei bis fünf Liter Inhalt) und einen dazugehörigen kleinen Holzrost, der einen etwas größeren Durchmesser als der Topf hat (als Ersatz bieten sich aber auch zwei große Kochlöffel an); einen Topfuntersatz aus Holz oder Kork; große Badehandtücher, Duschhaube, Bade-matte, Holzrost für die Badewanne, kleines Tischchen, Hocker, Schemel.

Die nun folgenden Wasseranwendungen sind den einzelnen Körperbereichen zugeordnet, wobei mit dem Kopf begonnen wird. Zunächst werden die benötigten Hilfsmittel und das Zubehör angegeben, danach folgen die Beschreibung der jeweiligen Anwendung, Zeitdauer und Anwendungshäufigkeit, Heilanzeigen sowie gegebenenfalls Gegenan-zeigen.

Grundsätzliche Regeln

GRUNDSÄTZLICHE REGELN

1. **Niemals kaltes Wasser an einen kalten Körper!**
Es ist unerläßlich, auf eine ausreichende Vorerwärmung durch Bewegung, Warmwasseranwendung, Massage und ähnliches zu achten.

2. **Je kälter das Wasser, desto kürzer die Anwendung!**
Die Reaktion fällt um so besser aus, je besser durchwärmt die betreffende Person ist.

3. **Bei großer Erschöpfung und nervöser Überreizung sollen keine kalten Wasseranwendungen durchgeführt werden!**

4. **In der Regel soll die Haut nicht abgetrocknet werden!**
Die Wassertropfen werden einfach mit der Hand weggestrichen. Abgetrocknet werden nur die unmittelbar der Luft ausgesetzten sowie die behaarten Teile des Körpers.

5. **Nach jeder Kaltwasseranwendung muß der Körper warm sein!**
Andernfalls muß unbedingt für eine Nacherwärmung durch Bewegung, Massage, Bestrahlung usw. gesorgt werden.

6. **Allzu häufige Warmwasseranwendungen verweichlichen!**
In jedem Fall sollte mit einer Kaltwasseranwendung abgeschlossen werden. Das gilt natürlich nicht, wenn eine Person vollkommen ausgefroren ist oder wenn Wärme zur Krampflösung

angesagt ist (z. B. Blutgefäße, Magen, Darm, Blase).

7. **Täglich wechselnde Wasseranwendungen trainieren nicht nur die Hautfunktionen, sondern vor allem den Kreislauf!**
Es ist wichtig und nützlich, die täglichen Wasserrituale zu wechseln, das heißt zum Beispiel, nicht immer nur warm zu duschen. Die Haut soll unterschiedlich angesprochen werden durch wechselnde Temperaturen auf wechselnde Körperteile (die Schwerpunkte verteilen sich also einmal mehr auf die oberen Bereiche, dann wieder mehr auf die unteren oder schließlich auch auf alle). In diesem Sinne soll auch die Wasserstärke variiert werden (Wechsel von schwach zu stark und umgekehrt), und auch die Art der Wasseranwendung soll nicht immer die gleiche sein (zum Beispiel Waschung, Dusche, Guß, Bad, Dampf, Wickel, Sauna, Schwimmen).

Wasser als Mittel zur Erhaltung der Kräfte

WASSER ALS MITTEL ZUR ERHALTUNG DER KRÄFTE

Nach der Auffassung Kneipps beseitigt Wasser alle überflüssige, wie auch immer entstandene Hitze im Körper. Zu große innere wie äußere Hitze schadet dem Organismus. Zudem verhindert Wasser große Anreicherungen von Fett, schlechten Körpersäften und Krankheitsstoffen – von der immunstärkenden Wirkung einmal ganz abgesehen. So werden schädigende Störungen im Blutkreislauf durch kaltes Wasser bestens behoben. Selbstverständlich behebt kaltes Wasser auch den Mangel an Wärme. Bei richtiger und konsequenter Anwendung der Kneippschen Regeln stellt sich schon bald eine wohltuende Durchwärmung des gesamten Organismus ein. Doch rät er – wie bei allem – zu maßvollen Anwendungen, was nicht nur Kranke, sondern Gesunde gleichermaßen betrifft.

Anmerkungen zum Wasser als Getränk

Unser Körper besteht zu einem hohen Prozentsatz aus Wasser, ebenso die Erdoberfläche. Wir können relativ lange ohne feste Nahrungsmittel auskommen, allerdings nur sehr kurze Zeit ohne Flüssigkeit. Wasser ist unser natürlichstes Universalgetränk und dient allen anderen, industriell hergestellten Getränken als Grundlage. In unserer Zeit ist jedoch auf die Trinkwasserqualität zu achten und eine zusätzliche Versorgung mit Quell- und Heilwässern unerläßlich. Bestens empfiehlt sich gutes, kohlensäure- und natriumarmes Mineralwasser, dessen Menge sich danach richtet, wieviel Flüssigkeit in der sonstigen Nahrung enthalten ist:

Früchte, Salate und Gemüse sind beispielsweise sehr wasserhaltig. Als Grundregel gilt eineinhalb bis zwei Liter pro Tag, doch sind Körpergröße und -umfang ebenfalls zu berücksichtigen. Wichtig nach Meinung Kneipps ist, daß das Wasser nicht in großen Mengen auf einmal getrunken wird, da es den Körper schnell passiert und bald wieder ausgeschieden wird. Wesentlich günstiger ist es, die entsprechende Menge über den ganzen Tag zu verteilen, also in kleinen Mengen zu sich zu nehmen. Bei Kranken empfiehlt sich besonders jede halbe Stunde ein Eßlöffel voll(!), was kühlend und lindernd auf den Verdauungstrakt und in kurzer Zeit aufweichend und lösend auf alle Verhärtungen und Blockaden wirkt. Auf diese Weise kann sich die kleine Wassermenge mit den Körpersäften verbinden und beispielsweise auch den Speisebrei gut durchfeuchten. Sie dient also dem Wasserhaushalt des Organismus, anstatt diesen schnell wieder zu verlassen.

Die einfachen Abhärtungsmittel

DIE EINFACHEN ABHÄRTUNGSMITTEL

Die teilweise bereits erwähnten und an dieser Stelle zu ergänzenden einfachen, von Kneipp empfohlenen und der Abhärtung dienenden Mittel sind:
1. Barfußgehen
2. Gehen im nassen Gras
3. Gehen auf nassen Steinen
4. Gehen im neu gefallenen Schnee
5. Gehen im kalten Wasser
6. Kaltbaden der Arme und Beine (Füße)
7. Kniguß

Grundsätzlich gilt:
Wenn diese Anwendungen speziell zu Heilzwecken durchgeführt werden, sollte eine Dauer von drei bis 15 Minuten nicht überschritten werden. Bei ganz Gesunden kann sie jedoch 30 Minuten und gegebenenfalls mehr ausmachen.
Auch hier gilt wie bei den übrigen Wasseranwendungen die Regel der Vorerwärmung, da der ganze Körper durchwärmt sein muß.
Während der Durchführung muß ständig gegangen werden.
Danach ist eine trockene Bekleidung der Füße unbedingt erforderlich.

1. Barfußgehen
Es ist das naheliegendste, natürlichste Abhärtungsmittel und ein gutes Venentraining. Wir sollten es so oft wie möglich praktizieren und damit dem einengenden, oft den Fuß deformierenden Schuhwerk entfliehen. Kneipp erzählt von seiner Zeit, in der auf dem Land – im Gegensatz zur Stadt – noch sehr viel barfuß gegangen wurde. Unter anderem betont

er, daß man noch sehr kleine Kinder auf keinen Fall eine Fußbekleidung, vor allem aber keine luftundurchlässige, tragen lassen sollte.

2. Gehen im nassen Gras

Das Gras kann vom Tau, Regen oder durch Bespritzen naß sein. Der gesundheitliche Erfolg für Junge und Alte, Gesunde und Kranke wird um so größer sein, je nasser das Gras, je länger die Übung und je öfter sie wiederholt wird. Danach schlüpft man mit den nassen, aber sauberen Füßen in eine trockene Fußbekleidung und geht zum Trocken- und Warmwerden ca. eine Viertelstunde auf einem Sandweg (Sand und Steine – kein Asphalt, Beton oder ähnliches) rasch und dann langsamer werdend spazieren.

3. Gehen auf nassen Steinen

Dieses wirkt ähnlich wie das Gehen im nassen Gras. Zu Kneipps Zeiten war dies oft einfacher und leichter, da jedes Haus über eine mit Steinen gepflasterte Waschküche, Backküche, Flure oder ähnliches verfügte. Wichtig dabei ist, daß die Steine naß und die Füße darauf ständig in Bewegung sind. Heute ist an eine Steinterrasse, -balkon, -flur usw. – vielleicht sogar an die Badewanne – zu denken. Sehr kaltes Wasser (eine kleine Essigbeimischung ist durchaus sinnvoll) wird mit einer Gießkanne oder einem Krug in einer Linie ausgegossen, die sich dann durch das Gehen breittritt. Kneipp empfahl das Gehen auf nassen Steinen als Einstieg für eine solide Abhärtung. Diese Übung wirkt unter anderem anregend auf kalte Füße, gegen Halsbeschwerden, Katarrhe, Blutandrang zum Kopf und dadurch bedingten Kopfschmerz.

4. Gehen im neu gefallenen Schnee

Der Schnee sollte tatsächlich frisch gefallen und nicht hart, alt und festgetreten sein. Eine Art Ersatz dafür ist im Spätherbst das Gehen im Gras mit Reif. Die Dauer sollte drei bis vier Minuten nicht überschreiten. Wieder gilt: ständiges Gehen, ständige Bewegung und die vorherige Ganzkörpererwärmung.

Natürlich setzt das Schneegehen intakte Füße voraus, das heißt, keine offenen Füße, aufgesprungenen oder eiternden Frostbeulen oder ähnliches.

5. Gehen im kalten Wasser

Die moderne Version sind Wassertretbecken nach Kneipp; aber Kneipp selbst spricht von einer Badewanne oder Vergleichbarem bzw. einem Bach, wo man anfangs knöcheltief, dann wadentief im Wasser geht. Am wirksamsten ist jedoch, wenn das Wasser bis zu den Knien reicht und so kalt wie möglich ist.

Die Dauer umfaßt 45 Sekunden bis zu drei Minuten. Wichtig ist dann die sofortige Nacherwärmung.

Neben der Abhärtung dient diese Anwendung der Harnableitung, einer günstigen Wirkung auf den Brustbereich mit erleichterter Atmung und gegen Kopfleiden und Kopfschmerzen.

6. Kaltbaden der Arme und Beine (Füße)

Nach Kneipp ging das Kaltbaden der Arme so vor sich, daß die Arme bis zu den Achseln entblößt eine Minute in kaltes Wasser getaucht wurden. Beim Kaltbaden der Beine stellte man sich bis an oder etwas über die Knie ins kalte Wasser. Dies führt den Blutfluß vermehrt in die Extremitäten und versorgt diese etwas abgelegeneren Körperbereiche besser.

7. Kniequß

Der Kniequß ist gesondert aufgeführt und soll hier nur insofern ergänzt werden, als er auch bei bis zu den Knöcheln kalten Füßen vorgenommen werden darf, wenn der übrige Körper gut durchwärmt ist. Außerdem soll er ohne andere zusätzliche Anwendungen (z. B. Oberguß oder Eintauchen der Arme) nicht über längere Zeit (drei bis vier Tage) alleine vorgenommen werden. Der Kniequß lockt das Blut in die blutleeren Adern der Beine und Füße.

Kopf- und Halsbereich

Kopf- und Halsbereich

KOPFDAMPF

Hilfsmittel/Zusätze:
Wassertopf für drei bis fünf Liter Wasser, Deckel,
Topfuntersatz aus Holz oder Kork, kleiner Holzrost
oder zwei Kochlöffel, zwei Stühle oder Hocker,
ein großes Badetuch oder Wolldecke. Als Zusätze
eignen sich Kräuter, insbesondere Kamille, Salbei,
Heublumen, sowie Öle, etwa Eukalyptusöl oder
Fichtenöl.

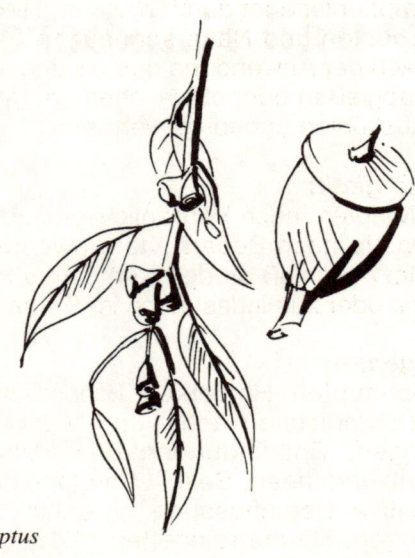

Eukalyptus

Durchführung:

Den Topf zu Dreiviertel mit Wasser füllen und mit geschlossenem Deckel zum Kochen bringen. Eine halbe Stunde lang ein bis zwei Handvoll Kräuter mitkochen oder kurz vor der Behandlung 15 bis 30 Tropfen des entsprechenden Öls hinzugeben. Danach den Topf mit einem Untersatz auf einen Stuhl/Hocker stellen. In bequemer Haltung und mit entblößtem Oberkörper davor setzen und sich leicht über den Topf beugen. Mit dem Tuch dicht überdecken und jetzt den Deckel des Topfes so weit zurückschieben wie gut verträglich (damit der Kopf bei einem eventuellen Schwächezustand nicht in das heiße Wasser fällt, den kleinen Lattenrost oder zwei Kochlöffel auf die Topföffnung legen). Den Kräuterdampf entspannt durch Nase und Mund einatmen. Abhusten und Nase schneuzen, falls notwendig. Nach der Anwendung das Gesicht und den Kopf kurz abgießen oder abwaschen und gut trocknen. Ein Auskühlen unbedingt vermeiden!

Dauer/Häufigkeit:

15 bis 20 Minuten, nach Verträglichkeit auch bis zu 30 Minuten. Je nach Bedarf öfter anwenden. Empfehlung: Im Anschluß an den Kopfdampf 30 Minuten Bettruhe oder zumindest noch im Raum bleiben.

Heilanzeigen:

Husten, Schnupfen, Heiserkeit, Bronchialkatarrh, akute und chronische Nasen- und Nebenhöhlenentzündungen, Entzündungen des Kehlkopfes, Mittelohrentzündungen, Seitenstrangangina, überhaupt positive Beeinflussung chronisch eitriger Entzündungen, Hautunreinheiten (Akne), chronische Infektanfälligkeit.

Gegenanzeigen:

Bluthochdruck, grauer und grüner Star, Entzündungen des Auges, Arteriosklerose, allgemeine Schwäche, insbesondere Herz- und Kreislaufschwäche (Kollapsgefahr).

KOPFGUSS

Hilfsmittel:

Kaltes Wasser, Kneipp-Gießschlauch bzw. Badewannenschlauch oder Dusche mit Gußaufsatz.

Durchführung:

Es handelt sich beim Kopfguß um einen einfachen Guß, d. h. um einen drucklosen Wasserstrahl. Diesen erreicht man, wenn bei senkrechtem Hochhalten des Schlauchs das Wasser etwa vier Finger breit hochsprudelt.

Wichtig ist, daß das Wasser den Körperteil, der begossen werden soll, gleichmäßig fließend umhüllt, also flächenhaft und mantelförmig. Das Ende des Schlauchs wird hierzu wie ein Kugelschreiber gehalten, so daß der Wasserstrahl etwas schräg auffällt. Alle beengenden Kleidungsstücke sind abzulegen. Der Kopf wird nach hinten über die Badewanne gebeugt; dabei ruhig und tief durchatmen. Der Guß beginnt hinter dem rechten Ohr und wird am Haaransatz entlang zum linken Ohr und über die Stirn wieder zurück zum rechten Ohr geführt. Die Entfernung des Schlauchs zum Kopf beträgt immer etwa eine Handbreite. Vom rechten Ohr aus wird der Wasserstrahl dann in zunehmend kleineren Kreisen empor zum Scheitel gezogen. Dabei bildet sich nach ca. fünf Sekunden ein geschlossener Wassermantel um die rechte Kopfhälfte. Abschließend führt man den Guß in immer größeren Kreisen wieder nach unten und beendet ihn hinter dem rechten Ohr. Nach dem Guß den Kopf gründlich trocken reiben und mit einer warmen Kopfbedeckung versehen.

Dauer/Häufigkeit:
Je kälter das Wasser, desto kürzer die Anwendung. Sie sollte aber auf keinen Fall länger als 30 Sekunden dauern. Die geeignetsten Tageszeiten sind der Vormittag und der Nachmittag.

Heilanzeigen:
Mittelohrentzündungen, Sehstörungen (Sehnervschwund), Kopfekzeme, Haarausfall (Anregung der Durchblutung), Erkrankungen des Haarbodens.

KOPFWICKEL

Hilfsmittel:
Drei quadratische (80 x 80 cm) Leinen- oder Baumwolltücher, warmes oder kaltes Wasser.

Durchführung:
Die drei Tücher werden einzeln zu Dreiecken gefaltet. Eines wird in Wasser getaucht und ausgedrückt. Das nasse Tuch wird dann mit seiner Längsseite über den Augenbrauen auf der Stirn angelegt und der mittlere Zipfel über den Scheitel nach hinten geführt. Die beiden seitlichen Zipfel werden nach hinten gelegt, am Hinterkopf überkreuzt und vorne seitlich festgesteckt. Danach erfolgt das Anlegen

der beiden trockenen Tücher in der gleichen Weise. Variante: Bei gutem Haarwuchs und vor allem langem Haar reicht es aus, die Haare in Wasser zu tauchen, leicht zu frottieren (Ersatz für das feuchte Innentuch) und nur die beiden trockenen Tücher in der oben erwähnten Weise anzulegen. Nach der Anwendung werden die Haare ganz getrocknet.

Dauer/Häufigkeit:
60 bis 75 Minuten: bei Bedarf ein- bis zweimal wöchentlich.

Heilanzeigen:
Durchblutungsstörungen des Gehirns, Kopfekzeme, Haarausfall, Arteriosklerose, Kopfschmerzen, Migräne, Krankheiten des Haarbodens.

GESICHTSDAMPF

Hilfsmittel/Zusätze:
Einen Topf für ein bis zwei Liter Wasser, Deckel, Badetuch oder Wolldecke, Kräuter und Öle. Bei Hautleiden empfehlen sich Kamille, Ringelblume oder Ackerschachtelhalm, bei Erkrankungen der Atemwege Eukalyptusöl oder Pfefferminzöl. Die Öle sollten nicht zu hoch dosiert werden.

Durchführung:
Der Gesichtsdampf ist dem Kopfdampf ähnlich, bezieht sich aber nur auf das Gesicht. Das Wasser wird zum Kochen gebracht, der entsprechende Zusatz beigefügt. Den zugedeckten Topf auf einen Tisch stellen, das Tuch oder die Decke über den Kopf, die Schultern und den Topf legen. Erst jetzt

den Deckel entfernen und den Dampf auf die Haut
– aber auch durch tiefes Atmen auf die Atemwege – wirken lassen.

Dauer/Häufigkeit:
Etwa zehn Minuten; bei Bedarf öfter anwenden.

Heilanzeigen:
Durchblutung der Gesichtshaut, unreine und zu
Entzündungen neigende Haut, Mitesser, Akne,
Ekzeme, Entzündungen der Augen, Schnupfen und
Katarrhe der Atemwege (Schleimlösung), Nasen-
und Mittelohrentzündungen, Geschwüre, Hals-
drüsenschwellungen, Nackenrheuma; Asthma: Um
einen Asthmaanfall rasch zu bekämpfen, kann
heißer Wasserdampf eingeatmet werden, der mit
dem Zusatz von Fenchel oder Thymian besonders
wirksam ist.

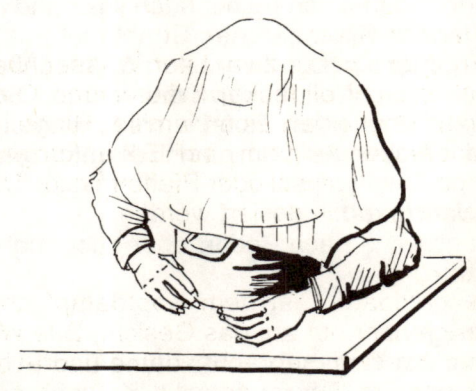

Gesichtsdampf

GESICHTSGUSS

Hilfsmittel:
Kaltes Wasser, Kneipp-Gießschlauch oder Brauseschlauch mit entferntem Duschkopf oder montier-
barer Schlauch von 1,5 bis 2 cm $\varnothing$, Handtuch.

Durchführung:
Der Gesichtsguß kann sitzend in der Wanne (dann
die angenehmste Warm- oder Kalttemperatur
wählen) oder über die Wanne gebeugt vorgenommen werden.
Zum Schutz der Kleidung wird das Handtuch um
den Hals gebunden. Das Wasser soll immer von
oben – von der Schläfe – herabrinnen, der Kopf
wird entsprechend leicht zur Seite gedreht. Mit
einem abgeschwächten Gießstrahl wird unter der
rechten Schläfe abwärts gehend begonnen und das
Gesicht bis zur linken Schläfe langsam umkreist.
Anschließend mal von rechts nach links und umgekehrt. Danach führt man den Strahl mehrmals von
der Stirn zum Kinn und umgekehrt. Abschließend
wird das Gesicht einmal von der rechten Schläfe
ausgehend umrundet. Es ist wichtig, während der
Dauer der Anwendung ruhig und tief durchzuatmen.

Dauer/Häufigkeit:
20 Sekunden; je nach Bedarf aber auch mehrmals
pro Tag.

Heilanzeigen:
Anregung der Gesichtsdurchblutung und Straffung
der Gesichtshaut, unreine Haut, Kopfschmerzen,
Migräne, Nervenschmerzen im Gesicht, Augen-
müdigkeit, Zahnschmerzen.

Gegenanzeigen:
Bluthochdruck, grüner Star, Überfunktion der
Schilddrüse.

AUGENBAD

Hilfsmittel/Zusätze:
Kühles oder leicht temperiertes Wasser, Augenbadewanne oder eine große Schüssel, in die das
Gesicht ganz eingetaucht werden kann. Als
Zusätze empfehlen sich Augentrost, Ackerschachtelhalm, Fenchel oder Kamille, aber auch Eichenrinde, Zinnkraut, Wermut, Honig, Aloe.

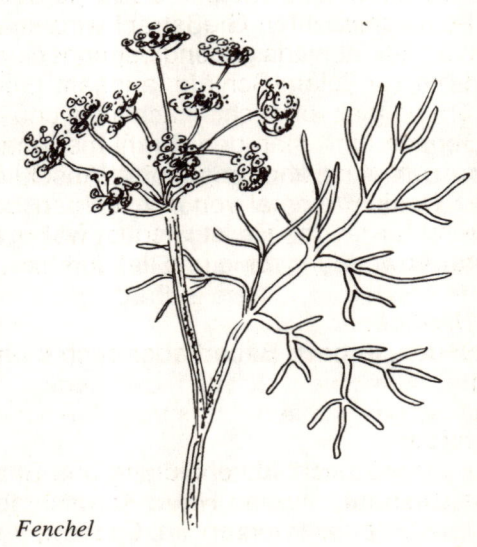

Fenchel

Durchführung:

Der Sud des jeweiligen Zusatzes wird sorgfältig abgeseiht (feines Sieb oder Leinentuch, damit keine Kräuterbestandteile ins Auge gelangen) und abgekühlt dem warmen Wasser (32–36 Grad) bzw. kühlen Wasser (22–24 Grad) zugefügt. Die Augenbadewanne ist nach Vorschrift zu benutzen. Wird eine Schüssel verwendet, sollte das Gesicht in diese getaucht und die Augen langsam an die jeweilige Temperatur gewöhnt werden. Sie werden dann mehrmals geöffnet und geschlossen, damit die Flüssigkeit das Auge gut umspülen kann. Zwei- bis dreimal zum Atmen auftauchen.

Dauer/Häufigkeit:

30 Sekunden, bei Warmanwendungen zweimal täglich, über mehrere Tage (ärztliche Verordnung beachten!); bei Kühlanwendungen drei- bis viermal wöchentlich.

Heilanzeigen:

Kühles Augenbad: Kräftigung und Erfrischung des Auges, Überanstrengung der Augen (Brennen, Tränen, Rötung, Entzündung), Entzündungen der Bindehaut oder des Lidrandes (Gerstenkorn), nachlassende Sehkraft, kreislaufbedingte Sehstörungen.

Warmes Augenbad: Akute Augenentzündungen (Variante: Alle zwei Stunden die Augen mittels Wattebausch mit kühlem Augentrost-Tee waschen).

Weitere Augenbäder für entzündete Augen:

Honig-Augenbad: Einen halben Eßlöffel Honig in einem halben Liter Wasser fünf Minuten kochen, abkühlen lassen und damit die Augen waschen.

Augen-Aufschläge: Eine Handvoll Eichenrinde in einem halben Liter Wasser aufkochen, bis eine dunkelbraune Brühe entsteht. Abgießen (durch ein Sieb oder Tuch), Tuch in die lauwarme Flüssigkeit eintauchen und 30 Minuten auf die Augen legen.

Aloe-Augenbad: Eine Messerspitze Aloe auf einen halben Liter Wasser geben und aufkochen. Abkühlen lassen und dreimal täglich die entzündeten Augen damit waschen.

AUGENGUSS

Hilfsmittel:
Kaltes oder kühles Wasser, Kneipp-Gießschlauch, Brauseschlauch oder sonstigen Schlauch (1,5 bis 2 cm Durchmesser).

Durchführung:
Der Augenguß sollte gegebenenfalls von einer Fachkraft vorgenommen werden, wenn er dem Anwender allein Schwierigkeiten bereitet. Mit einiger Sorgfalt läßt er sich jedoch auch zu Hause durchführen. Mit einem abgeschwächten Wasserstrahl (Zusammenpressen der Schlauchmündung ergibt einen fächerförmigen Strahl) beginnt man am rechten Auge an der Schläfe, die dreimal umkreist wird und wechselt dann auf das linke Auge über. Dieser gesamte Vorgang wird drei- bis viermal wiederholt. Wichtig ist, auf tiefes und ruhiges Atmen zu achten.

Dauer/Häufigkeit:
Ca. 30 Sekunden; mehrmals wöchentlich.

Heilanzeigen:
Stärkung geschwächter Augen (Anregung der Durchblutung), Hornhautübertragung, Augenmuskellähmung.

NASENBAD

Hilfsmittel/Zusätze:
Kühles Wasser (20–25 Grad), Nasenspülapparat oder Gefäß; als Zusatz gegebenenfalls Zinnkraut.

Durchführung:
Das Wasser wird aus einem Gefäß oder aus den hohlen Händen durch die Nase aufgezogen, ohne dabei Luft mit aufzunehmen. Wünschenswert ist, daß das Wasser in den Mund gelangt und ausgespuckt werden kann. Empfehlenswert ist auch die tägliche Spülung mit Zinnkrautabkochungen.

Dauer/Häufigkeit:
Ca. fünf Sekunden, mehrmals wiederholen; bei Bedarf mehrmals täglich.

Heilanzeigen:
Schnupfen, Heuschnupfen.

MUNDBAD

Hilfsmittel/Zusätze:
Kaltes Wasser; als Zusätze empfehlen sich Mundwasser, frischer Zitronensaft, Salbei, Salz oder Käsepappel.

Durchführung:

Ca. dreiviertel Liter Wasser wird einer der Zusätze beigegeben (im Falle von Entzündungen Salbeitee, Salzwasser oder Käsepappeltee): Je einen Schluck davon nehmen und bei geschlossenem Mund mehrmals durch die Zähne pressen, ohne jedoch zu gurgeln. Anschließend wird die Flüssigkeit ausgespuckt und die Anwendung mit einem neuen Schluck von vorne begonnen.

Dauer/Häufigkeit:

Ein- bis zweimal täglich zur Mundpflege; zwei- bis achtmal täglich bei Entzündungen.

Heilanzeigen:

Rachenkatarrh, Entzündungen der Zunge, der Mundschleimhaut sowie des Zahnfleischs.

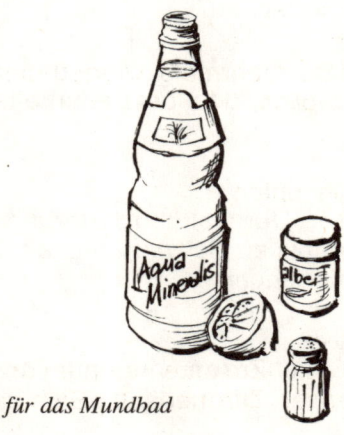

Zutaten für das Mundbad

OHRGUSS

Hilfsmittel:
Kaltes Wasser, Watte, Gießschlauch (Kneipp-Gießschlauch, Gießrohr mit 1,5–2 cm Durchmesser oder Brauseschlauch).

Durchführung:
Der Kopf wird über eine Wanne gebeugt und leicht seitlich gedreht. Die Gehörgänge müssen mit Watte gut verschlossen werden. Den Wasserstrahl nie direkt ins Ohr richten! Mit einem abgeschwächten Strahl wird hinter dem rechten Ohr begonnen, wobei der Schlauch mehrmals kreisförmig um die Ohrmuschel herumgeführt wird. Danach wechselt man zum linken Ohr und wiederholt den Vorgang. Auch wenn Beschwerden nur an einem Ohr vorliegen, werden grundsätzlich beide Ohren behandelt! Variante: Man läßt einen ruhigen Wasserstrom aus dem Wasserhahn bei entsprechender Kopfhaltung rund um das Ohr fließen.

Dauer/Häufigkeit:
Nicht länger als 25 Sekunden; bei Bedarf öfter wiederholen.

Heilanzeigen:
Kreislaufstörungen, Durchblutungsstörungen im Ohr, Hörstörungen bis zu Schwerhörigkeit, Mittel- und Innenohrentzündungen.

Gegenanzeigen:
Bei schweren Ohrenleiden nur auf ärztliche Verordnung.

HALSWICKEL

Hilfsmittel/Zusätze:
Kaltes bzw. warmes Wasser, ein Tuch aus Leinen oder einem ähnlichen Material in einer Größe von ca. 10 x 60 cm sowie ein etwas größeres Wolltuch oder Schal; Zusätze: Lehm (Heilerde) und Quark.

Durchführung:
Das kleinere Leinentuch wird mit Wasser befeuchtet oder mit einem Lehm- oder Quarkbrei bestrichen (wobei es zuvor einmal der Länge nach gefaltet wurde!) und zweimal um den Hals geführt. Anschließend wird das trockene, ebenfalls einmal der Länge nach gefaltete Wolltuch gut anliegend darüber gebunden und festgesteckt.

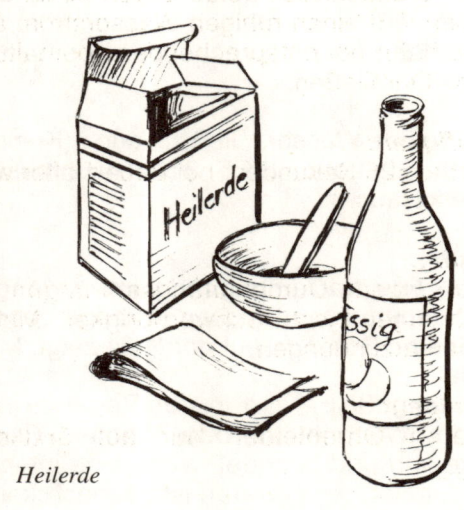

Heilerde

Kalte Wickel werden öfter gewechselt und vor allem bei akuten Erkrankungen angewendet. Warme Wickel bleiben längere Zeit (auch über Nacht) angelegt und helfen besonders bei chronischen Entzündungen.

Dauer/Häufigkeit:
60 bis max. 90 Minuten (Variante: warme und kalte Wickel, s. o).

Heilanzeigen:
Erkältungen, Mandel-, Rachen- und Kehlkopfentzündungen, Schwellung der Halslymphknoten, Entzündungen der Nase und Nasennebenhöhlen, Schilddrüsenerkrankungen, mäßig vergrößerte Schilddrüse, Herzklopfen, Diphterie, Masern.

NACKENGUSS

Hilfsmittel:
Kaltes bzw. heißes Wasser, Gießschlauch (Kneipp-Gießschlauch, Gießrohr mit 1,5–2 cm Durchmesser oder Brauseschlauch).

Durchführung:
Die Schulter- und Nackengegend wird in waagerechten und senkrechten Strichen so lange begossen, bis sich eine Reaktion auf der Haut zeigt. Man unterscheidet:
Heißer Nackenguß: Er wird in der Regel im Anschluß an den Wechselarm- oder Wechsel-Oberguß durchgeführt und beendet, wenn eine intensive Rötung der Haut eingetreten ist. Danach keine Kaltanwendung, aber meist Bettruhe.

Kalter Nackenguß: Ein sanfter, kurzer Wasserstrahl wird von der Mitte der Schulterblätter bis zum Haaransatz geführt und trifft so direkt ins Atemzentrum.

Dauer/Häufigkeit:
Bis zum Eintreten der Hautreaktion, aber nicht länger als 20 Sekunden.

Heilanzeigen:
Heißer Nackenguß: Allgemeine Nackenbeschwerden, Verspannungen der Nackenmuskulatur, Kopfschmerzen, Schulterbeschwerden.
Kalter Nackenguß: Abhärtung, Erfrischung, Wiederbelebungsversuch.

Weitere Nackengüsse bei:
Nasenbluten: Naß-kaltes Tuch in den Nacken.
Nackenverspannungen: Nasses Tuch mit Meerrettich in den Nacken.
Kopfschmerzen durch Bluthochdruck: Warmer Wickel mit Essigwasser in den Nacken.
Allgemeine Nackenbeschwerden: „Heiße Rolle" (gerolltes, mit heißem Wasser durchtränktes Handtuch fest auflegen).

Gegenanzeigen:
Grüner Star, hoher Blutdruck, Überfunktion der Schilddrüse.

Brust und Rücken

Brust und Rücken

BRUSTGUSS

Hilfsmittel:
Kaltes oder temperiertes Wasser, Gießschlauch (Kneippschlauch, Brauseschlauch oder Gießrohr mit 1,5–2 cm Durchmesser), Schemel, evtl. Hilfsperson.

Durchführung:
Der Oberkörper wird entblößt. Falls eine Hilfsperson den Guß vornimmt, wird der Schemel in die Badewanne gestellt, und man stützt beide Arme darauf. Andernfalls beugt man sich nach vorne über den Badewannenrand, nimmt das Schlauchende mit Schreibfederhaltung in die linke Hand und beginnt mit der Begießung am rechten Handrücken, führt den Wasserstrahl hoch bis zum Schultergelenk und geht an der Arminnenseite zur Hand abwärts. Jetzt übernimmt die rechte Hand den Schlauch in der sogenannten Kletterhaltung, d. h. mit senkrecht nach oben gerichteter Ausflußöffnung. Nun führt man den Wasserstrahl an der linken Arminnenseite hoch bis zur Achselhöhle und geht von hier langsam auf die Brust über, die drei- bis fünfmal umkreist wird (bei Frauen in Achterform um die Brüste herum, also nicht direkt auf die Brüste). Zweckmäßigerweise wird der Hals bei der Begießung mit einbezogen. Abschließend wird der Strahl am linken Arm wieder abwärts geführt.
Eine Variante hierzu ist der Wechselguß:
Ein warmer oder heißer Guß (38 bis 42 Grad) wird

von einem kalten Guß (8–15 Grad) abgelöst und richtet sich nach der individuellen Befindlichkeit.

Dauer/Häufigkeit:
Ca. 30 Sekunden; bei Bedarf wiederholen. Je kälter das Wasser, desto kürzer die Dauer.

Heilanzeigen:
Vertiefung der Atmung, Kreislaufanregung im Oberkörperbereich mit Anregung des Herzens (Herzklopfen, Herzunruhe, Beklemmungsgefühl), Umstimmung des vegetativen Nervensystems, Stimulierung des Immunsystems, Erkältungskrankheiten der oberen Luftwege.

Gegenanzeigen:
Schwere Herzerkrankungen, schwere Erkrankungen der Atmungsorgane.

BRUSTWICKEL

Hilfsmittel/Zusätze:
Kaltes oder heißes Wasser, drei Wickeltücher (Leinen, ca. 40 x 190 cm, Baumwolle, ca. 48 x 190 cm, Wolle, ca. 44 x 190 cm); Zusätze: Essig, Senfmehl, Heublumen, Haferstroh oder Kamille.

Durchführung:
Der Brustwickel reicht von den Achselhöhlen bis zum unteren Rand des Brustkorbs.
Alle drei Tücher (von denen das innere Leinentuch in kaltes oder heißes Wasser getaucht und ausgedrückt wurde) werden wickelfähig auf dem Bett oder einer Liege ausgebreitet. Vor dem Einwickeln legt

man sich darauf und atmet leicht aus. Erst dann wird das feuchte Tuch fest am Oberkörper angelegt – am besten steht die wickelnde Person auf der Gegenseite –, dann folgen das Baumwoll- und das Wolltuch. Wichtig ist, daß die Tücher – wie bei allen Wickeln – glatt anliegen und die Atmung nicht beeinträchtigt wird. Nur auf diese Weise kann sich ein Wohlgefühl einstellen. Beim warmen Wickel tritt sofort, beim kalten etwa nach 15 Minuten ein Wärmegefühl auf.

Dauer/Häufigkeit:
45 bis 60 Minuten (bis der kalte Wickel gut durchwärmt ist); die Dauer beim warmen Wickel richtet sich danach, wann er auszukühlen beginnt; bei Bedarf wiederholen.

Heilanzeigen:
Bronchitis (akut und chronisch), Stärkung des Immunsystems, Asthma (falls sich der Anwender durch den Wickel nicht beengt fühlt), nervöse Störungen im Herzbereich (schnelles Herz, Herzklopfen, unregelmäßige Schläge), Luftröhrenentzündungen (akut und chronisch), Rippenfellentzündung, Lungenentzündung, Lungenemphysem (Erweiterung der Lungenbläschen), Fiebersenkung, Schmerzlinderung, Entzündungshemmung, Stoffwechselstörung (warmer Wickel), Bronchienentkrampfung (warmer Wickel).

Gegenanzeige:
Schwere Herzkrankheiten; Ausgefrorenheit (keine kalten Wickel verabreichen), akut-entzündliche und fieberhafte Zustände (keine warmen Wickel verabreichen).

KREUZWICKEL

Hilfsmittel/Zusätze:

Kaltes oder warmes bzw. heißes Wasser, eine Hilfsperson, drei große Tücher (ein Leinentuch mit einer Länge von ca. drei Handtüchern, ein weiteres Leinentuch und ein Wolltuch, die groß genug sind, um den Oberkörper damit zu umschlingen); Zusätze: Essig, Senfmehl, Heublumen, Haferstroh, Kamille, Zinnkraut oder Eichenrinde.

Durchführung:

Der Kreuzwickel ist eine Variante des Brustwickels. Das innere, sehr lange Leinentuch wird in kaltes bzw. warmes oder heißes Wasser eingetaucht, ausgedrückt und so auf den Brustkorb gelegt, daß rechts und links zwei längere Teile überstehen. Das rechte wird durch die Achselhöhle auf den Rücken schräg zur linken Schulter und über sie hinweg auf die linke Brust geführt, desgleichen das linke Teil entsprechend durch die linke Achselhöhle schräg über den Rücken und über die Schulter zur rechten Brust. Das trockene Leinentuch und die Wolldecke werden so angelegt, daß die Schultern, die Oberarme und der Brustkorb gut, aber nicht zu fest eingehüllt sind.

Nach Durchführung des Wickels abfrottieren und warm anziehen. Eine plötzliche Abkühlung ist zu vermeiden.

Dauer/Häufigkeit:

Ca. 30–45 Minuten (bis der kalte Wickel gut durchwärmt ist); die Dauer beim warmen Wickel richtet sich danach, wann er auszukühlen beginnt; bei Bedarf wiederholen.

Heilanzeigen:
Entzündungen der Bronchien, Rippenfellentzündung, Asthma, Lungenemphysem (Erweiterung der Lungenbläschen), Lungenentzündung, Fieber.

Gegenanzeigen:
Schwere Herzkrankheiten, Ausgefrorenheit (beim kalten Wickel), akut-entzündliche und fieberhafte Zustände (beim warmen Wickel).

OBERGUSS

Hilfsmittel:
Kaltes oder heißes Wasser, Gießschlauch (Kneippschlauch, Brauseschlauch oder Gießrohr mit 1,5 bis 2 cm Durchmesser), eine Hilfsperson, Bade-haube, Schemel.

Durchführung:
Obergüsse (wie auch Untergüsse) ähneln den Armgüssen, werden aber über die Schulter hinaus geführt. Der Schemel wird in die Badewanne gestellt, und man beugt sich so über den Wannenrand, daß man den Schemel greifen kann. Dann führt eine Hilfsperson den Wasserstrahl von der rechten Hand ausgehend an der Arminnenseite bis zur Schulter hoch. Hier wird ca. zehn Sekunden verweilt bis zur fächerförmigen Ausbreitung des Wassers, dann geht es an der rechten Armaußenseite zum Handrücken zurück. Anschließend wird der Wasserstrahl von der linken Hand aus an der Arminnenseite bis zur Schulter geführt. Hier sollte ca. zehn Sekunden bis zur Ausbreitung des Wassermantels gewartet und dann durch die Achsel-

höhle zur Brust gegangen und diese drei- bis fünfmal umkreist werden (bei Frauen Achterschleife
um die Brüste; die Brüste nicht direkt begießen).
Danach geht man von der rechten Brusthälfte durch
die Achselhöhle auf den Rücken, wartet hier in der
Mitte unterhalb des Nackens ca. zehn Sekunden
auf die Ausbreitung eines fächerförmigen Wasser-
strahls und begießt dann den Rücken von unten
nach oben, zuerst rechts und dann links von der
Wirbelsäule, in kleinen kreisförmigen Bewegungen.
Nach Beendigung der Wasseranwendung wird der
Rücken nackenwärts mit beiden Händen abgestreift
und der Oberkörper bekleidet. Lediglich Hände,
Hals und Haar (falls naß geworden) werden abgetrocknet.

Dauer/Häufigkeit:
Ca. 40 Sekunden; bei Bedarf öfter wiederholen.

Heilanzeigen:
Asthma, Bronchitis (chronische), Erkältung der
Atemwege, Husten, Lungenentzündung, Rippenfellentzündung, Erkrankungen des Kehlkopfes und
der Stimmbänder, Anregung der Herztätigkeit, der
Atmung und der Durchblutung (der Oberguß ist
einer der erfrischendsten Güsse). Gicht, Krampfadern, Arteriosklerose (aber erst nach einer Vorbe-
reitung durch leichtere Güsse!).

Gegenanzeigen:
Neigung zu Schwindel, Tuberkulose, grüner Star,
nach Schlaganfällen.

RÜCKENGUSS

Hilfsmittel:

Kaltes Wasser, Gießschlauch (Kneipp-Gießschlauch, Brauseschlauch oder Gießrohr mit 1,5 bis
2 cm Durchmesser). Holzbrett (für die Über-
brückung des Badewannenrandes), eine Hilfsperson. Bei Wechselgüssen verwendet man heißes
Wasser (39–42 Grad) im Wechsel mit kaltem.
Hierbei steht am Ende der Anwendung immer das
kalte Wasser.

Durchführung:

Wichtig: Jede Kaltwasseranwendung bedarf einer
Vorerwärmung! Man setzt sich für diese Behandlung auf ein über den Badewannenrand gelegtes
Brett. Während der nun folgenden Prozedur wäscht
sich der Anwender zwischendurch die Brust, vor
allem die Herzgegend. Die Begießung beginnt am
rechten Handrücken, geht an der Armaußenseite
hoch zum rechten Schulterblatt. Dort verweilt der
Wasserstrahl für einige Sekunden, um danach auf
der rechten Seite des Rückens bis zum Gesäß hin-
abgeführt zu werden. Hier wird zur linken Hand
gewechselt und der Wasserstrahl über den linken
Arm bis zum linken Schulterblatt geführt, wo man
ebenfalls einige Sekunden verharrt. Anschließend
geht es auf der linken Seite des Rückens zum
Gesäß hinunter. Hier wird wieder zur rechten Hand
gewechselt. Jetzt wird der Wasserstrahl parallel zur
Wirbelsäule (Direktbegießung des Rückenmarks
vermeiden!) bis zum Schulterblatt geführt und wieder zurück zum Gesäß. Im Anschluß genauso auf
der anderen Seite verfahren. Bei schweren
Wirbelsäulenerkrankungen ist beim Wechselguß

der Kaltanteil sehr vorsichtig (!) zu geben. Vielfach ist in solchen Fällen der ausschließlich heiße Rückenguß bekömmlicher.

Dauer/Häufigkeit:
Ca. 30 Sekunden, je nach Befindlichkeit.

Heilanzeigen:
Durchblutung des Rückens und des Rückenmarks (und dadurch der blutbildenden Organe: Leber, Milz), Aktivierung der Atmung, Rückenmuskelschmerzen, Schmerzen im Wirbelsäulenbereich, Bandscheibenschäden, muskuläre Verspannungen, Osteoporose, Stärkung des Herzens, Impotenz (organisch bedingt).

Gegenanzeigen:
Kreislaufstörungen, Herzkrankheiten, nervöse Störungen. Der Rückenguß ist einer der stärksten Güsse und sollte im Zweifelsfalle nie ohne das Anraten eines Kneipp-Arztes durchgeführt werden!

OBERKÖRPERWASCHUNG

Hilfsmittel/Zusätze:
Kaltes (gegebenenfalls auch warmes) Wasser, Waschlappen oder Leinentuch;
Zusätze: Essig.

Durchführung:
Alle Waschungen gehören aufgrund ihrer einfachen Durchführung zu den leichtesten Kneipp-Anwendungen. Sie sind bei jedem Menschen jeden Alters und bei jeder Krankheit angebracht. Die Oberkör-

perwaschung umfaßt den Hals und reicht bis zum Nabel und Beckenkamm. Das mehrfach zusammengelegte Tuch oder ein Waschlappen wird in Wasser getaucht, ausgedrückt und mit gleichmäßigem Druck in Streichbewegungen über den Körper geführt. Bei der Oberkörperwaschung wird am rechten Handrücken begonnen, über die Armaußenseite bis zur Schulter gestrichen. Von dort geht man an der Arminnenseite zurück zur Hand und nochmals an der Innenseite hinauf zur Achselhöhle. Desgleichen am linken Arm. Darauf folgt der Hals. Anschließend werden in Längsstrichen die Brust, der Oberbauch und die Körperseiten bis zu den Hüften gewaschen. Die gleiche Prozedur erfolgt am Rücken. Während der Waschung wird das Tuch immer wieder ins Wasser getaucht und ausgedrückt. Anschließend erfolgen eine kurze Abtrocknung und Bettruhe. Die Waschung ist besonders bei empfindlichen Personen und Behinderten angebracht.

Dauer/Häufigkeit:
Nach Belieben.

Heilanzeigen:
Bluthochdruck, Blutniederdruck, Heiserkeit, Bettnässen, Gelenkrheumatismus, Gelenkentzündung, Kreislaufstörungen, Mandelentzündung, Bronchitis, Grippe, Rachenkatarrh, Schnupfen, Lungenentzündung, Rippenfellentzündung, Nervenschwäche, Basedow-Krankheit, Menstruationsstörungen (zu häufige und starke Regel).

RUMPFPACKUNG

Hilfsmittel/Zusätze:
Kaltes Wasser, eine große Wolldecke und ein großes Leinentuch (ausreichend, um den ganzen Oberkörper zu umhüllen), ein Leinentuch von der Größe, daß es den Rücken einmal und den Brust- und Bauchbereich doppelt abdeckt; Zusätze: Heublumen, Heilerde, Quark.

Durchführung:
Die Rumpfpackung reicht von den Achselhöhlen bis zum Schambeinknochen. Zuerst wird auf das Bett oder die Liege das Wolltuch gelegt, darüber das große tockene Leinentuch gebreitet. Auf dieses wird das kleine Leinentuch gelegt, das zuvor in 22 bis 27 Grad warmes Wasser getaucht und ausgedrückt wurde. Der Rücken liegt dabei auf dem einfachen Teil des nassen Tuches, während über die Brust und den Bauch der doppelt gefaltete restliche Teil des nassen Leinentuches gelegt wird. Der gesamte Rumpf wird anschließend in die trockenen Tücher eingewickelt. Nach der Anwendung den Rumpf gut abtrocknen und warm anziehen.

Dauer/Häufigkeit:
Nach Befindlichkeit.

Heilanzeigen:
Grippale Infekte, Stoffwechselstörungen.

Arme und Hände

Arme und Hände

ARMGUSS

Hilfsmittel:
Kaltes Wasser, Gießschlauch (Kneipp-Gieß-schlauch, Brauseschlauch oder Gießrohr mit 1,5 bis 2 cm Durchmesser), Schemel oder Brett für den Wannenrand, eine Hilfsperson.

Durchführung:
Der Schemel kommt in die Badewanne bzw. das Brett auf den Wannenrand. Mit entblößtem Oberkörper vor der Wanne stehend stützt man sich auf den Schemel oder das Brett. Der Gießschlauch wird in Schreibfederhaltung in der linken Hand gehalten und zum rechten Handrücken geführt, von wo aus der Wasserstrahl am rechten Außenarm bis zur Schulter geleitet wird. Dort wird fünf bis zehn Sekunden verharrt, bis das Wasser den Arm gleichmäßig umhüllt, und dann an der Armaußenseite bis zum rechten Handrücken zurückgegangen. Diese Prozedur wird am rechten Arm wiederholt und am linken Arm in der gleichen Weise (ebenfalls zweimal) durchgeführt. Anschließend wird der rechte Arm an seiner Innenseite von der Hand bis zur Achselhöhle und zurück zweimal begossen. Das gleiche erfolgt danach am linken Arm.

Varianten:
Wechselarmguß: Der erste Durchgang erfolgt jeweils mit warmem Wasser (36-38 Grad), der zweite mit kaltem Wasser (maximal 18 Grad).

Armguß im Sitzen: Der Anwender lehnt sich etwas zur Seite und hält jeweils einen Arm über ein großes Gefäß, welches das Wasser auffängt. Diese Art von Anwendung ist besonders empfehlenswert, wenn die betreffende Person unter Blutandrang zum Kopf, Schwindel oder Körperschwäche leidet.

Verlängerter Armguß: Hier wird die Schulter und das gesamte Schulterblatt einbezogen.

Vereinfachter Armguß: Den Arm unter den laufenden Wasserhahn halten. Dabei ist jedoch unbedingt zu beachten, daß der Wasserstrahl zuerst die Hand bis zur Schulter hochsteigt.

Dauer/Häufigkeit:
Ca. 90 Sekunden, je nach Befindlichkeit.

Heilanzeigen:
Warme Anwendung: Erschöpfung, Abgeschlagenheit, Blutniederdruck.

Kalte Anwendung: Gicht, Rheumatismus in den Armen, Schreibkrampf, Haarausfall, Stoffwechselstörungen, Anregung des Atmungssystems, Kreislaufstörungen, Herzdurchblutung, nervöse Herzbeschwerden, Angina pectoris, geschwächtes Nervensystem, Bluthochdruck, Klimakterium (Wechselarmguß).

Gegenanzeigen:
Ein Wechselarmguß sollte bei Zuständen, die mit Verkrampfung, Minderdurchblutung oder Organschäden im Oberkörper verbunden sind, nicht durchgeführt werden. Ebenfalls nicht bei schweren Herzerkrankungen, schweren arteriellen und venösen Durchblutungsstörungen und Thrombose. Vorsicht bei Arteriosklerose.

Armbad

Hilfsmittel/Zusätze:
Kaltes (oder warmes) Wasser, Armbadewanne oder sonstige Alternative wie z. B. Waschbecken; Zusätze: Kamille, Zinnkraut, Kleie, Moorlauge oder Fichtenextrakt.

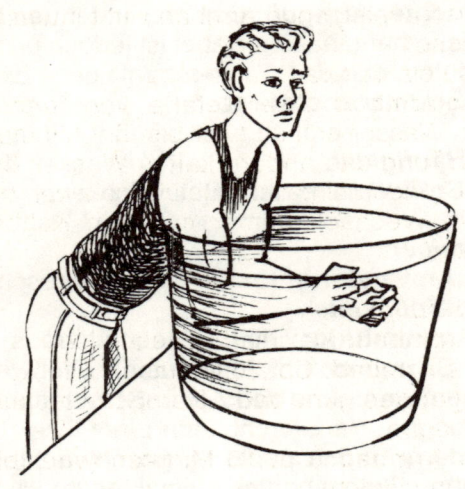

Armbad

Durchführung:
Beide Arme in das Wasser bis kurz unter die Achselhöhlen eintauchen, wobei die Ellbogen rechtwinklig gebeugt sind. Anschließend wird das Wasser mit den Händen abgestreift und durch leichtes Schwingen der Arme für die Nacherwärmung gesorgt (ca. eine Minute).

Man unterscheidet zwischen kalten, warmen, ansteigenden und heißen Armbädern.

Kalt: maximal 18 Grad.
Warm: 36 bis 38 Grad. Es empfiehlt sich sehr, an ein warmes Armbad einen Kaltarmguß und Trokkenbürsten anzuschließen.
Ansteigend: Allmählich von 35 auf 40/41 Grad steigern. Das ansteigende Armbad wirkt intensiver als das warme.
Heiß: 40 bis 41 Grad.
Wechselarmbad: Zwei Gefäße, von denen eines warmes Wasser enthält (vier bis fünf Minuten eintauchen) und das andere kaltes Wasser (fünf bis zehn Sekunden eintauchen). Dies in zwei- bis dreimaligem Wechsel. Immer mit dem Kaltbad abschließen.

Dauer/Häufigkeit:
Kaltes Armbad: Maximal 30 Sekunden.
Warmes Armbad: Ca. 20 Minuten.
Ansteigendes Armbad: Bei Schweißausbruch abbrechen.
Heißes Armbad: Ca. 15 Minuten (oder bis zum Schweißausbruch).
Wechselarmbad: Gut 15 Minuten.

Heilanzeigen:
Kalt: Bluthochdruck, Schlaflosigkeit, Insektenstiche, Angina pectoris, Kreislaufstörungen, Arteriosklerose, nervöse und organische Herzstörungen, Abhärtung, Immunstimulation.
Warm: Geschwüre, Wunden, Nagelbettentzündungen, Entzündungen der Lymphgefäße, Muskel- und Gelenkrheuma am Arm, allgemeine Herzbeschwer-

den, Asthma, Herzangst, chronische Gelenkveränderungen, Gicht.
Ansteigend und heiß: Angina pectoris, Herzkranz-
gefäße, Rheuma, Gelenkerkrankungen, eiternde
Wunden, Asthma.
Wechselarmbäder: Bei Neigung zu kalten Händen
und allgemeinen Durchblutungsstörungen, Klimakterium.

Gegenanzeigen:
Schwere Herz- und Hauterkrankungen.

ARMWICKEL

Hilfsmittel/Zusätze:
Kaltes oder heißes Wasser, drei Leinentücher von
je 60 x 90 cm; Zusätze wie Kamille, Zinnkraut oder
Molke.

Durchführung:
Die drei Tücher – von denen das innere in Wasser
getaucht und ausgedrückt wurde – umhüllen letzten Endes den Arm von den Fingerspitzen bis zur
Schulter.
Zunächst liegt der Arm auf den ausgebreiteten
Tüchern, dessen feuchtes als erstes zum oberen
inneren Teil so eingeschlagen wird, daß eine kürzere Innenseite entsteht, die in der Achselhöhle
endet. Die längere Außenseite wird auf die Schulter gelegt. Dann erfolgt die sogenannte Faltenlegung, bei der zuerst die Hand und dann der restliche Arm eingepackt wird. Wichtig dabei ist, daß
jedes Tuch fest auf der Hand und auf dem Arm auf-
liegt, ohne einzuschnüren.

Dauer/Häufigkeit:
Kalter Armwickel: 20 bis 30 Minuten (wärmeentziehend). 45 bis 75 Minuten (wärmestauend).
Heißer Armwickel: Bis zur Abkühlung.

Heilanzeigen:
Nervenentzündungen, Entzündungen und Eiterungen des Nagelbetts, Geschwüre und Wunden am Arm. Entzündungen der Armlymphgefäße, Anregung der Herzfunktion, der Durchblutung, der Atmung und des Stoffwechsels.

HANDBAD

Hilfsmittel/Zusätze:
Kaltes oder warmes Wasser, Schüssel oder ähnliches; Zusätze: Kamille, Zinnkraut, Kleie, Molke, Wacholder oder Essig.

Durchführung:
Beide Hände bis zum Handgelenk eintauchen, danach das Wasser abstreifen und durch leichtes Schwingen für Nacherwärmung sorgen (ca. eine Minute). Bei Verwendung von kaltem Wasser sollte die Temperatur nicht über 15 Grad (maximal 18 Grad für empfindliche Personen) liegen – bei warmem Wasser beträgt die Temperatur 36 bis 38 Grad – bei ansteigender Temperatur das Wasser von 35 auf 41 Grad erwärmen – beim Wechselbad wird abwechselnd warmes und kaltes Wasser benützt.

Dauer/Häufigkeit:
Kalt: Ca. 30 Sekunden.
Warm: Ca. 20 Minuten.

Ansteigend: Ca. 15 Minuten (bis zum Schweißausbruch).

Wechsel: Ca. 30 Minuten.

Heilanzeigen:

Kalt: Frostbeulen, Kreislaufstörungen (in diesem Fall ist es auch günstig, fließendes Wasser über den Puls laufen zu lassen), Schwindelanfälle (ebenfalls fließendes Wasser über den Puls).

Warm: Nagelbettentzündungen, Geschwüre, Wunden, Rheuma, Gicht.

Heiß: Asthma (42 Grad, Zusatz von einer Handvoll Kochsalz, Dauer von 20 Minuten; danach kalt abwaschen und gut abtrocknen).

Wechsel: Handschweiß (zehn Sekunden kalt, eine Minute warm; drei Teile Wasser, ein Teil Essig; zweimal täglich drei Monate lang).

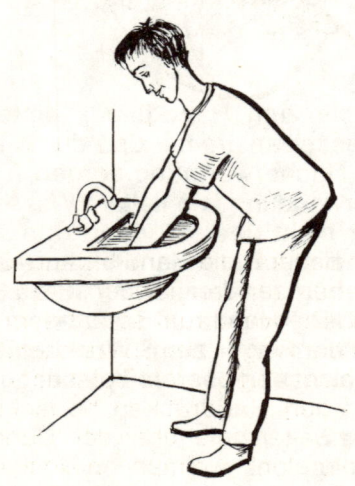

Handbad

HANDWICKEL

Hilfsmittel:
Kaltes oder heißes Wasser, zwei Leinentücher, ein Wolltuch (je 65 x 65 cm); Zusätze: Kamille, Zinnkraut, Lehmpflaster oder Heublumen.

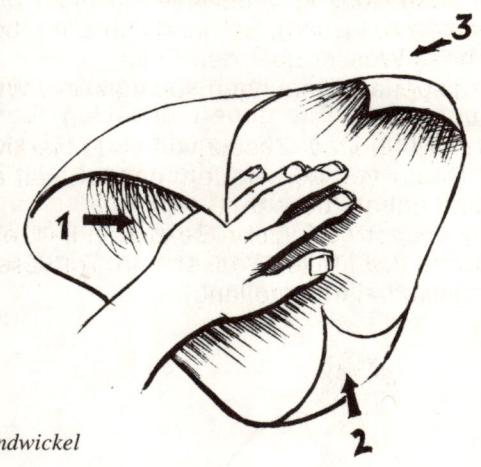

Handwickel

Durchführung:
Der Handwickel bedeckt die Hand bis kurz über das Handgelenk. Jedes der drei Tücher wird zu einem Dreieck gefaltet. Die Hand ruht so auf dem nassen Innentuch, daß die Finger zur Spitze des Dreiecks zeigen. Man schlägt den oberen Zipfel dann so weit zurück, daß er den Handrücken bedeckt. Dann zieht man einen Seitenzipfel über den Handrücken und um das Handgelenk, wo man ihn einsteckt. Das gleiche geschieht mit dem anderen Seitenzipfel.

71

ARME UND HÄNDE

Dieser Vorgang wird anschließend mit dem Zwischentuch und dem Wolltuch wiederholt.

Dauer/Häufigkeit:
Kalter Handwickel: 20 bis 30 Minuten (wärmeentziehend). 45 bis 75 Minuten (wärmestauend).
Heißer Handwickel: Bis zur Abkühlung.

Heilanzeigen:
Schwellungen, Taubheit, Durchblutungsstörungen, Entzündungen und Eiterungen des Nagelbetts, Geschwüre, Wunden, Nervenentzündung, Muskelrheumatismus, Arthrose der Kleinfingergelenke, Sehnenscheidenentzündung (heiße Anwendung); Angina pectoris (hierfür wird auch empfohlen: heißer Handwickel im Wechsel mit ansteigendem Handbad); Fingerwurm („Umlauf").

Bauch- und Beckenbereich

Bauch- und Beckenbereich

LEBERWICKEL

Hilfsmittel/Zusätze:

Kaltes Wasser, ein Leinentuch, das von den Hüftknochen bis zu den Brustwarzen reicht, ein weiteres Leinentuch, das fünf Zentimeter größer ist als das andere sowie eine Wolldecke, die dieses um weitere fünf Zentimeter überragt; Zusätze: Kamille oder Heublumen.

Durchführung:

Das kleinere Leinentuch in das Wasser tauchen, auswinden und auf das bereits auf der Wolldecke liegende trockene Leinentuch plazieren. Der Anwender sollte so darauf liegen, daß das feuchte Leinentuch von den Hüftknochen bis zu den Brustwarzen reicht; dann wickelt er sich ganz fest mit dem feuchten Tuch ein – wie bei allen Wickeln soll zwischen Körper und Tuch möglichst wenig Luft sein, da diese die Wirkung des Wickels abschwächt. Im Anschluß werden das trockene Leinentuch und die Wolldecke fest um das nasse Leinentuch geschlungen. Nach 15 bis 20 Minuten entwickelt sich eine für den Anwender angenehme Wärme, die zum Schwitzen führt. Nach dem Schwitzvorgang den Wickel abnehmen, den Körper trocken frottieren und nochmals eine halbe Stunde ruhen. Es ist empfehlenswert, diese Anwendung vor dem Schlafengehen vorzunehmen.

Dauer/Häufigkeit:
Ca. 90 Minuten; evtl. Langzeitwickel (z.B. über Nacht) nach starker Leberbelastung; je nach Bedarf.

Heilanzeigen:
Müdigkeit (leberbedingt), Unterstützung der Entgiftung des Körpers, Leberfunktionsstörungen, Übelkeit, Verdauungsstörungen, nach starker Leberbelastung (Alkohol, Völlerei), nach Hepatitis.

LEIBWICKEL

Hilfsmittel/Zusätze:
Kaltes bzw. warmes oder heißes Wasser, zwei Leinentücher, die vom Beinansatz bis zum unteren Rippenbogen reichen, eine etwas größere Wolldecke; Zusätze: Heublumen, Essig, Pfefferminze oder Kamille.

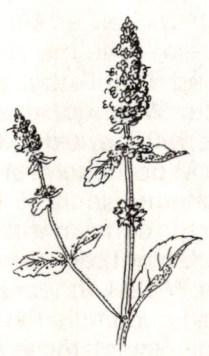

Pfefferminze

BAUCH- UND BECKENBEREICH

Durchführung:
Die drei Tücher werden so auf das Bett gelegt, daß sich das feuchte innere Leinentuch obenauf und die Wolldecke zuunterst befinden. Dann legt der Anwender sich darauf und beachtet, daß das feuchte Tuch den Körper vom Beinansatz bis zum unteren Rippenbogen fest umhüllt und das andere Leinentuch sowie die Wolldecke gut anschließen.
Wichtig: Bei fieberhaften Erkrankungen soll der Wickel nur etwa eine halbe Stunde umgelegt werden (wärmeentziehende Wirkung), bei chronischen Erkrankungen mit wenig oder gar keinem Fieber eine bis zwei Stunden (wärmestauende Wirkung, die die Durchblutung anregt). Langzeitwickel sind besonders empfehlenswert zur Verbesserung der Leberfunktion nach starker Leberbelastung (siehe auch Leberwickel).

Dauer/Häufigkeit:
Je nach Anwendung: 30 Minuten; 60–120 Minuten; Langzeitwickel (z. B. über Nacht); zweimal pro Woche, evtl. öfter.

Heilanzeigen:
Grippe und Erkältungen mit Fieber und Schmerzen im Darmbereich (kalter Wickel), Herzschwäche (kalt, morgens), Magenschwäche, Gastritis (warm, morgens und abends), Leberbeschwerden (kalt, morgens). Zwölffingerdarmgeschwür, Menstruationsstörungen (bei zu schwacher Regelblutung Langzeitwickel über Nacht), Kreuzschmerzen (bei Menstruation; warmer Wickel), Gebärmutterentzündungen, alle Unterleibsorgane der Frau, Muskeln im Lendenwirbelbereich, Schlafstörungen, chronische Blinddarmreizungen, Steinleiden, Nervosität.

LEIBAUFLAGE

Hilfsmittel/Zusätze:
Kaltes oder heißes Wasser, ein Leinentuch (ca. 80 x 110 cm), ein Leinentuch ca. 85 x 115 cm sowie eine Wolldecke ca. 80 x 110 cm; Zusätze: Essig, Pfefferminze oder Kamille.

Durchführung:
Das kleinere Leinentuch wird vierfach zusammengelegt, in das Wasser getaucht, ausgedrückt und so aufgelegt, daß es vom unteren Rippenbogen bis zum Beinansatz reicht. Es wird also nicht gewickelt. Eine Auflage ist deshalb in ihrer Wirkung nicht so intensiv wie ein Wickel (Leber- oder Leibwickel). Über die Auflage werden die beiden trockenen Tücher um den Leib geschlungen. Das etwas größere Zwischentuch ragt dabei etwas über das Wolltuch hinaus. Kalte Auflagen werden für gewöhnlich dann entfernt, wenn sie richtig warm geworden sind; heiße Auflagen, wenn sie anfangen stärker auszukühlen; ansonsten (wärmestauende) Auflage eine gute Stunde belassen.

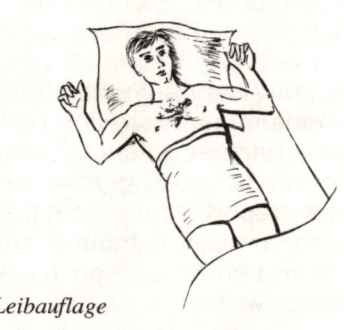

Leibauflage

Dauer/Häufigkeit:
Ca. 60–70 Minuten; oder kürzer (siehe oben); je
nach Bedarf.

Heilanzeigen:
Leberleiden, Blähungen (Zusatz von Essig, alle
zehn bis 20 Minuten erneuern), Magenverstimmung
(auch heiße Wärmflasche auf die Magengegend),
Gastritis, Bauchkrämpfe, Durchfall, Darmträgheit,
Blasenbeschwerden/-entzündungen, Senkungen
innerer Organe, Prostatavergrößerung, Anregung
der Stoffwechselvorgänge bei Übergewicht, zu starke Menstruation (Essigauflage), alle Unterleibsorgane der Frau, Bluthochdruck, Gallenblasenerkrankungen.

OBERAUFSCHLÄGER

Hilfsmittel/Zusätze:
Kaltes Wasser, zwei große Leinentücher und ein
Wolltuch (von der Achselhöhle bis zur Oberschenkelmitte reichend); Zusätze: Heublumen, Haferstroh, Kamille, Zinnkraut oder Eichenrinde.

Durchführung:
Zunächst legt man das äußere Wolltuch und dann
das trockene Leinentuch auf das Bett. Das übrige
Leinentuch wird ins Wasser getaucht, ausgewunden, zwei- bis viermal passend gefaltet und dann
auf die Oberseite des Körpers gelegt – nicht
gewickelt –, daß es von den Achselhöhlen bis zu
den Knien reicht. Die beiden übrigen Tücher werden um den Körper gewickelt.

Dauer/Häufigkeit:
Je nach Anwendung wärmeentziehend ca. 30 Minuten; wärmestauend ca. 60–120 Minuten; je nach Bedarf.

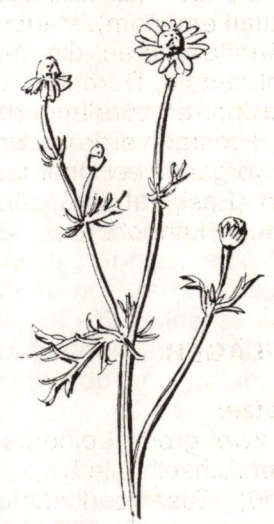

Kamille

Heilanzeigen:
Blähungen, Darmträgheit, Leberleiden, Koliken der Bauch- und Unterleibsorgane, Senkungen innerer Organe, Blasenentzündung, Prostatavergrößerung, Stoffwechselanregung bei Übergewicht.

UNTERAUFSCHLÄGER

Hilfsmittel/Zusätze:

Kaltes Wasser, zwei große Leinentücher, ein Wolltuch (von der Achselhöhle bis zur Oberschenkelmitte reichend); Zusätze: Heublumen, Haferstroh, Kamille, Zinnkraut oder Eichenrinde.

Durchführung:

Zuerst das Wolltuch, dann das trockene Leinentuch darüber auf das Bett legen. Das andere Leinentuch wird ins Wasser getaucht, ausgewunden und dann zwei- bis viermal so gefaltet, daß es der Breite des Rückens entspricht. Es kommt als letztes auf die ausgebreiteten Tücher und reicht, wenn man sich darauf niedergelassen hat, von den Schultern bis zur Mitte der Oberschenkel. Die Seitenflächen bleiben frei davon. Das Zwischentuch und die Wolldecke werden dann um den ganzen Körper gewickelt.

Dauer/Häufigkeit:

Je nach Anwendung: wärmeentziehend ca. 30 Minuten; wärmestauend ca. 60–120 Minuten; je nach Bedarf.

Heilanzeigen:

Kalt: Abhärtung, Nervosität, Verkrümmungen der Wirbelsäule.
Warm: Husten, Asthma, Hexenschuß, Entzündungen des Rückenmarks, Kinderlähmungserscheinungen.

UNTERLEIBSDAMPF

Hilfsmittel/Zusätze:
Heißer Wasserdampf in einem Dampftopf, großes Leinentuch und Wolldecke, Stuhl mit durchlöchertem Sitz oder mit dampfdurchlässigem Rohrgeflecht, Fußmatte; Zusätze: Zinnkraut, Heublumen oder Kamille.

Durchführung:
Über die Stuhllehne werden zuerst die Wolldecke und darüber das Leinentuch gehängt, die beide bis zum Boden reichen. Man setzt sich nun mit entkleidetem Unterkörper so auf den Stuhl, daß eine lockere Umhüllung von den Füßen – die auf der Fußmatte stehen – bis zu den Hüften möglich ist. An den Hüften müssen die Tücher gut abschließen, damit der Dampf, der jetzt aus dem Dampftopf unter der Sitzfläche aufsteigt, nicht entweicht.

Dauer/Häufigkeit:
15–20 Minuten; je nach Bedarf.

Heilanzeigen:
Linderung von Steinleiden, Verstopfung, Blutstau in der Leber, Menstruationsstörungen, Blasen-, Nieren- und Darmkoliken, Blasenentzündungen, Prostataentzündungen.

UNTERKÖRPERWASCHUNG

Hilfsmittel/Zusätze:
Kaltes (gegebenenfalls heißes) Wasser, grobkörniges Leinentuch (oder ein Waschhandschuh);

Zusätze: Essig (ein Viertel Essig, drei Viertel Wasser), Salz (ein EL auf einen Liter Wasser).

Durchführung:

Die Waschung erfolgt bei bekleidetem Oberkörper und umfaßt den Bauch, das Gesäß und die Beine. Das mehrfach zusammengefaltete Tuch wird ins Wasser getaucht und so gut ausgedrückt, daß es nicht mehr tropft. Es wird am rechten Fußrücken begonnen, an der rechten Beinaußenseite bis zum Becken hinauf gestrichen und an der Beinvorderseite hinunter bis zum Fuß zurück. Jetzt das Tuch wenden oder erneut ins Wasser tauchen und ausdrücken. Dann erfolgt die Waschung vom Fuß aufwärts an der Innenseite des rechten Beins bis zur Leistengegend und an der Rückseite wieder hinunter bis zum Fuß. Anschließend wird die rechte Gesäßhälfte benetzt. Wieder das Tuch frisch ins Wasser eintauchen, auswinden und nun am linken Bein dieselbe Prozedur wiederholen. Dann die linke Gesäßhälfte benetzen. Im Anschluß daran das Tuch erneut frischmachen und – in der Blinddarmgegend beginnend – mit kreisförmigen Bewegungen im Uhrzeigersinn streichen.

Dauer/Häufigkeit:

Ein bis zwei Minuten; nach Belieben.

Heilanzeigen:

Stoffwechselanregung, Durchblutungsstörungen, Krampfadern, Venenentzündungen, Beingeschwüre (die wunden Stellen selbst meiden), Magengeschwüre, vorbeugend gegen Wundliegen bei längeren Krankheiten.

UNTERGUSS

Hilfsmittel:
Kaltes Wasser, Gießschlauch (Kneipp-Gießschlauch, Brauseschlauch oder Gießrohr mit 1,5 bis
2 cm Durchmesser), Badewanne oder Duschwanne.

Durchführung:
Hier handelt es sich um eine Begießung des
Gesäßes bis hinauf zum untersten Rippenbogen
und des gesamten Ober- und Unterbauches, die im
Grunde einen verlängerten Schenkelguß (siehe
dort) darstellt. Sie wird hinten begonnen und seitlich außen über die Hüften und das Gesäß hinaus
bis in Nierennähe geführt. Vorne wird der Wasserstrahl über die Leistenbeugen hinauf bis zu den
unteren Rippenbögen gebracht. Über den Hüften
und bei den Rippenbögen hält man den Strahl
jeweils ca. zehn Sekunden an, damit sich das
Wasser dort fächerförmig über die Haut verteilen
kann. Doch muß der Wasserstrahl ganz flach von
oben auffallen, da sonst die Gefahr einer
Nierenreizung besteht. Nach dem letzten Wechsel
zur linken Seite kreist man mit dem Strahl noch
drei- bis sechsmal von rechts nach links in der
Verlaufsrichtung des Dickdarms (Leibspirale), ohne
jedoch den Strahl direkt auf die Blase fallen zu lassen. Beim letzten Kreis wird er an der linken Seite
und an der Innenfläche des linken Beines abwärts
bis zum Fuß gebracht und zuletzt die Fußsohlen
begossen. Empfehlenswert ist auch der Wechselguß; ebenso anschließende Bettruhe.

Dauer/Häufigkeit:
Kalt: Ca. 60 Sekunden

Wechselguß: Zweimal je 40 Sekunden warm und 15 Sekunden kalt.

Heilanzeigen:
Hüftgelenksarthrose, Hüftschmerzen (Ischialgien), Muskelrheumatismus, stoffwechselfördernde, entspannende und verdauungsfördernde Wirkung auf die gesamten Bauchorgane: chronischer Blähbauch, Darmträgheit, alle Schmerz- und Krampfzustände in Bauch und Rücken, Magenschleimhautentzündungen, Magengeschwüre, alle Reizzustände im Dickdarmbereich, Funktionsstörungen im Bereich der ableitenden Harnwege und Geschlechtsorgane, klimakterielle Beschwerden.

SITZBAD

Hilfsmittel/Zusätze:
Kaltes, warmes bzw. heißes Wasser, Sitzbadewanne, sog. Badeschemel oder Badewanne, Schemel, Holzbrett; Zusätze: Heublumen, Fichtennadelextrakt, Haferstroh, Zinnkraut, Kamille, Kalmuswurzel, Eichenrinde oder Kleie.

Durchführung:
Sitzbäder sollen grundsätzlich nicht zu häufig angewendet werden. Die Wasserhöhe soll bis zum Nabel bzw. zur Nierengegend reichen und die Oberschenkel halb bedecken. Die gut durchwärmten Füße stehen vor der Sitzbadewanne auf einem Schemel oder auf dem Wannenrand bzw. auf einem in halber Höhe in die Wanne gelegten Brett. Die Füße, Unterschenkel und Knie befinden sich nicht im Wasser. Man unterscheidet zwischen kalten,

warmen und heißen Sitzbädern sowie zwischen Wechselsitzbad und Reibesitzbad.

Beim kalten Sitzbad bleibt der Oberkörper bekleidet. Es ist nur von kurzer Dauer und erfordert eine anschließende Nacherwärmung durch Bettruhe oder Bewegung.

Das warme Sitzbad ist meist ein Kräuterbad, bei dem der Oberkörper entkleidet ist und mitsamt der Sitzbadewanne von einer sehr großen Wolldecke umhüllt wird (also auch die Füße). Anschließend erfolgt eine Kaltanwendung, z. B. in Form einer Waschung des Unterkörpers.

Das heiße Sitzbad entspricht in der Anordnung dem warmen. Beim Wechselsitzbad werden zwei Sitzbadewannen benötigt. Der Oberkörper ist wie beim warmen und heißen Sitzbad warm eingehüllt. Das Reibesitzbad wird kalt durchgeführt. Hier wird ein Schemel in die Badewanne gestellt. Das Wasser reicht gerade bis zur Sitzfläche des Schemels, auf den man sich setzt und das kalte Wasser gegen den Unterleib und Bauch spritzt, das dann mit einem groben Leinentuch verrieben wird. Dieser Vorgang ist öfter zu wiederholen. Anschließend tupft man den behaarten Teil des Unterleibes ab und streicht im übrigen das Wasser mit der flachen Hand ab. Unbedingt für Nacherwärmung in Form von Bettruhe oder Bewegung sorgen.

Dauer/Häufigkeit:
Kalt: Sechs bis höchstens 20 Sekunden (15 bis 18 Grad).
Warm: Zehn bis 20 Minuten (ca. 37 Grad).
Heiß: Zehn bis 20/25 Minuten (40 bis 45 Grad).
Wechselsitzbad: Fünf Minuten warm mit 20 Sekunden kalt im Wechsel.

Reibesitzbad (kalt): Zehn bis 15 Minuten.
Insgesamt höchstens zwei bis drei Sitzbäder pro
Woche.

Heilanzeigen:
Grundsätzlich: Durchblutungsstörungen der Un-
terleibs- und Bauchorgane.
Kalt: Hämorrhoiden, Verstopfung, Blähungen, Ver-
dauungsbeschwerden (Magen- und Darmstörun-
gen), Darmträgheit, Unterleibsbeschwerden
(Schwächung der Keimdrüsenfunktionen), Schlafstörungen, Herzstärkung.
Warm: Menstruationsbeschwerden (Krämpfe, Aus-
bleiben der Regel), Gebärmutterentzündungen
(Zinnkraut), Gallenblasenerkrankungen, Nierent-
zündungen, Blasenentzündungen, Senkungen
innerer Organe, Krämpfe und Koliken der Verdau-
ungs- und Harnorgane, Kräftigung des Becken-
bodens während und nach der Schwangerschaft,
Magensäureüberschuß, Blasensteine (Haferstroh
und Holzasche; 20 Minuten/zwei bis dreimal pro
Woche).
Heiß: Menstruationsbeschwerden, Eierstockentzündungen, Bettnässen, Nierensteine, Neigung zu
Durchfällen, Darm- und Nierenkoliken.
Wechselsitzbad: Darmerschlaffung, Funktionsstörungen von Leber, Galle, Magen, Dick- und
Dünndarm, Nierenerkrankungen, Blähungen,
Blasenbeschwerden, Störungen der ableitenden
Harnwege, Unterleibsbeschwerden, Gebärmutter-
entzündungen, Kreuzschmerzen.
Reibesitzbäder: Anregung und Stärkung des vege-
tativen Nervensystems, Darmträgheit, Funktions-
störungen der Harn- und Geschlechtsorgane.

Gegenanzeigen:

Keine Kaltanwendungen bei Unterleibs- und Blasenerkrankungen sowie Hexenschuß.

HALBBAD

Hilfsmittel/Zusätze:

Kaltes oder heißes Wasser, Badewanne; Zusätze: vor allem Heublumen, aber auch Badezusätze wie Haferstroh, Zinnkraut, Fichtennadelextrakt, Melisse, Thymian oder Baldrian.

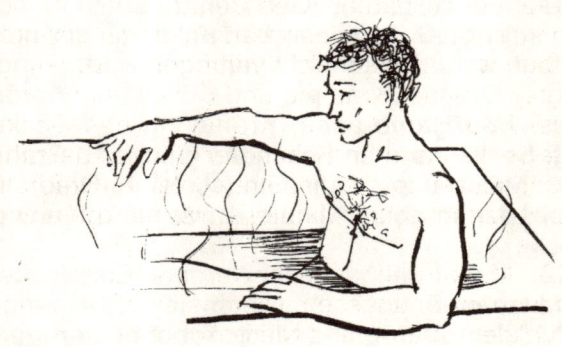

Halbbad

Durchführung:

Im Gegensatz zum Sitzbad werden beim Halbbad auch die Beine und Füße miteinbezogen, d. h. der Körper taucht bis zu den unteren Rippenbögen ins Wasser ein. Man verharrt für die entsprechende Zeit in sitzender Stellung mit ausgestreckten Beinen in der Wanne.

BAUCH- UND BECKENBEREICH

Beim kalten Halbbad können unnötige Wärmever-
luste dadurch vermieden werden, daß man ein
nach oben gerolltes Hemd anzieht. Danach steigt
man schnell aus dem Wasser heraus, schlüpft
unabgetrocknet in die Kleider und sorgt durch
Bewegung oder Bettruhe für die nötige Nacherwärmung. Zu Beginn des Bades vorsichtig mit den
Füßen ins Wasser steigen und sich langsam mit
dem Gesäß hineinsetzen, wobei die Beine lang
ausgestreckt und die Herzgegend und der Rücken
mit der Hand benetzt werden.
Ein warmes Halbbad (ca. 37 Grad) ist bei Personen
anzuwenden, deren Allgemeinzustand es nicht
erlaubt, ein Vollbad anzuwenden.
Generell ist das heiße Halbbad Ersatz für das heiße
Vollbad, wenn dieses nicht vertragen wird.

Dauer/Häufigkeit:
Kalt: Sechs bis zehn Sekunden (15 bis 18 Grad).
Heiß: Maximal zwölf Minuten (40 bis 45 Grad).
Halbbäder im Schnitt zweimal wöchentlich anwen-
den.

Heilanzeigen:
Halbbäder sind grundsätzlich appetitanregend,
wohltuend, kräftigend und seelisch belebend.
Kalt: Menstruationsstörungen, Krampfadern, Bett-
nässen, Masern, Magenschleimhautentzündung,
Magengeschwüre, Verstopfungen, Blähungen,
Magen-Darm-Katarrh, Zwölffingerdarmgeschwür,
Blasenschwäche, Senkung der Unterleibsorgane,
Hysterie, nervöse Überreizung, Schlafstörungen,
Schilddrüsenüberfunktion, Kräftigung des Kreis-
laufs, Kräftigung des Nervensystems.
Heiß: Rheumatismus, Gicht in den Beinen, Hexen-

schuß, Ischias, Grippe (zum Schwitzen bei beginnender Erkältung), Menstruationsstörungen, Gallenerkrankungen, Durchfall.

Gegenanzeigen:
Keine kalten Anwendungen bei akuten Darmentzündungen mit Durchfall, Herzerkrankungen, Arteriosklerose.

Beine und Füße

Beine und Füße

BEINWICKEL

Hilfsmittel:
Kaltes Wasser (vorwiegend), zwei Leinentücher und eine Wolldecke, die von den Zehen bis zum Oberschenkelende reichen; Zusätze: Lehm (Heilerde), Quark, Zinnkraut, Retterspitz oder Essig.

Durchführung:
Beim Beinwickel wird das gesamte Bein eingewickelt. Wie beim Armwickel (siehe dort) werden Tücher und Decke oben einzeln schräg nach außen so umgeschlagen, daß eine längere und eine kürzere Seite entsteht. Die längere Seite wird an der Außenfläche des Beines, die kürzere an der Innenseite angelegt. Zuerst werden der Fuß und die Wade gewickelt (siehe Fußwadenwickel) und dann der Oberschenkel. Alle Tücher müssen faltenfrei anliegen und dürfen besonders in der Leistenbeuge keinen Druck verursachen.

Dauer/Häufigkeit:
Ca. 20 bis 30 Minuten; nach Bedarf.

Heilanzeigen:
Der Beinwickel wirkt insbesondere ableitend und umstimmend auf den gesamten Organismus.
Alle Venenerkrankungen, Krampfadern, arterielle Durchblutungsstörungen, Gelenkrheumatismus in Hüfte, Knie und Fuß, Nervenschmerzen, Ischias, muskuläre Verspannungen, Kniegelenksarthrose,

Erkrankungen der Harn-, Geschlechts- und Verdauungsorgane.

SCHENKELGUSS

Hilfsmittel:
Kaltes Wasser (beim Wechselguß zusätzlich auch warmes), Gießschlauch (Kneipp-Gießschlauch, Brauseschlauch oder Gießrohr von 1,5 bis 2 cm Durchmesser).

Durchführung:
Der Schenkelguß stellt einen erweiterten Kniegußt (siehe dort) dar und umfaßt beide Beine einschließlich der Hüfte und Leiste. Der Oberkörper bleibt bekleidet. Man beginnt an der rechten Ferse und führt den Wasserstrahl an der Unterschenkelaußenseite hoch, wechselt am Oberschenkel auf die Rückseite des Beines und bezieht die dortige Gesäßmuskulatur mit ein. Hier verweilt man fünf bis zehn Sekunden, bis sich ein breiter, geschlossener Wassermantel am Bein bildet. Dann wird der Strahl an der Innenseite des rechten Beines bis zum Fuß hinunter geführt. Die gleiche Prozedur erfolgt am linken Bein. Nachdem der Wasserstrahl die linke Gesäßhälfte erreicht hat, werden durch gleichmäßiges Hin- und Herbewegen des Strahls die beiden Gesäßhälften so begossen, daß ein breiter Wassermantel die Rückseite des jeweiligen Beines umhüllt. Zum Abschluß werden die Vorder- und Innenseite zunächst des rechten, dann des linken Beines entsprechend begossen, wobei an der Leiste ebenfalls jeweils fünf bis zehn Sekunden verweilt wird. Schienbein, Harnblase und Unterleib

sollten nicht direkt begossen werden. Gleichmäßig und ruhig atmen. Beim Wechselschenkelguß erfolgt ein Wechsel von kaltem zu warmen Wasser und umgekehrt. Abschließend auch die Fußsohlen kalt abgießen.

Dauer/Häufigkeit:
Kalt: Ca. 50 bis 60 Sekunden.
Wechselguß: 40 Sekunden warm, 15 Sekunden kalt – 40 Sekunden warm, 15 Sekunden kalt (jeweils beide Beine).

Heilanzeigen:
Abhärtung, Herzschwäche, Hämorrhoiden, Prostataentzündung, Durchblutungsstörungen, Krampfadern, Venenentzündungen, arterielle Durchblutungsstörungen (z. B. kalte Füße), Lähmungen der unteren Gliedmaßen, Muskelrheumatismus, Ischias (Wechselguß), Hüftgelenksarthrose, Magenschleimhautentzündung, Erkrankungen von Magen, Dickdarm, Leber, Erkrankungen der Unterleibsorgane, Schlafstörungen, Nervosität, Reizbarkeit, Erschöpfung, Verstimmungszustände, Neigung zu Bluthochdruck, Hitzegefühl im Kopf, akuter Streß, Dauerstreß, kalte Beine und Füße (Wechselguß).

KNIEGUSS

Hilfsmittel/Zusätze:
Kaltes Wasser (beim Wechselguß zusätzlich warmes), Gießschlauch (Kneipp-Gießschlauch, Brauseschlauch oder Gießrohr von 1,5 bis 2 cm Durchmesser).

Durchführung:

Unter einem Knieguß verstehen wir die Begießung des Fußes, Unterschenkels und des Knies. Kleidungsstücke, die die Beine einschnüren, müssen abgelegt werden (nicht nur die Hosenbeine hochkrempeln!). Es wird am rechten Fußrücken begonnen, wo der Wasserstrahl zwei- bis dreimal von der Ferse bis zu den Zehen hin- und hergeführt wird. Danach geht es außen am rechten Unterschenkel hoch zur Kniekehle, wo ca. zehn Sekunden verharrt wird, bis sich der Wassermantel gebildet hat. An der Innenseite geht es dann am Unterschenkel zurück zum Fuß. Dieselbe Prozedur erfolgt am linken Fuß und Unterschenkel. Anschließend Rückkehr zum rechten Fuß, wo der Wasserstrahl jetzt am Unterschenkel vorne außen parallel zum Schienbein bis zur Kniescheibe geführt wird. Hier verweilt man ebenfalls ca. zehn Sekunden bis zur Ausbildung des fächerförmigen Wassermantels und kehrt dann an der Innenseite zum Fuß zurück. Das gleiche erfolgt auf der Vorderseite des linken Fußes und Unterschenkels. Das Schienbein selbst wird nicht direkt begossen, dafür aber zum Abschluß die Fußsohlen.

Dauer/Häufigkeit:

Kalt: Ca. 60 Sekunden.
Wechselguß: 30 Sekunden warm, 10 Sekunden kalt – 30 Sekunden warm, 10 Sekunden kalt (jeweils für beide Unterschenkel), Häufigkeit je nach Bedarf.

Heilanzeigen:

Abhärtung, Kopfschmerzen, Schlafstörungen, Durchblutungsanregung bei Kreislaufstörungen,

Kräftigung des Nervensystems, Krampfadernvor-
beugung, Lähmungserscheinungen, Muskel- und
Gelenkrheumatismus, Gicht, Ischias, Bettnässen,
Hämorrhoiden, Fettsucht, Erkrankungen des
Magens, des Darms, der Leber, der Harnorgane
(Niere, Blase, Harnleiter), Unterleibsbeschwerden.

KNIEWICKEL

Hilfsmittel/Zusätze:
Kaltes Wasser (vorwiegend), zwei kleinere Leinen-
tücher und ein Wolltuch; Zusätze: Retterspitz,
Lehm.

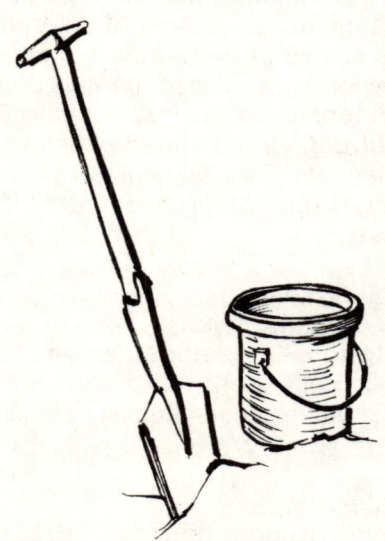

Lehm

Durchführung:
Die Anordnung der Tücher ist wie immer beim Wickel: inneres feuchtes Tuch, trockenes Zwischentuch, Wolltuch. Wenn ein langes Handtuch zur Verfügung steht, kann ähnlich wie beim Halswickel vorgegangen werden. Eine Hälfte des Tuchs wird in die Wickelflüssigkeit getaucht, ausgedrückt und zuerst angelegt, dann die andere, trockene Hälfte des Tuchs darüber gewickelt. Das Wolltuch schließt den Wickel ab.

Dauer/Häufigkeit:
Ca. 20 bis 30 Minuten; je nach Bedarf.

Heilanzeigen:
Kniearthrose (Verschleiß der Kniegelenke), Schwellungen im Kniebereich, Entzündungen, Gelenkerguß.

WADENWICKEL

Hilfsmittel/Zusätze:
Kaltes Wasser, zwei Leinentücher (ca. 30 x 70 cm), ein Zwischentuch aus Baumwolle (ca. 34 x 70 cm) und ein Wolltuch (ca. 32 x 70 cm); Zusätze: Quark, Retterspitz oder Essig.

Durchführung:
Der Wickel reicht von den Fußknöcheln bis zur Kniekehle. Wegen der zumeist angestrebten Allgemeinwirkung sollten immer beide Waden eingewickelt werden. Die Durchführung geschieht im Liegen. Das kleinere Leinentuch wird ins Wasser getaucht, ausgedrückt und straff um den Unter-

schenkel gewickelt. Daran anschließend folgen das zweite Leinentuch sowie das Wolltuch, die ebenfalls straff (aber nicht zu eng) anliegen sollen. Als Ersatz kann auch ein langes Handtuch, dessen eine Hälfte angefeuchtet wird, straff um den Unterschenkel gewickelt werden. Alternativ können auch heiße Wickel angelegt werden.

Dauer/Häufigkeit:
Kalt: Fünf Minuten (öfter wechseln; wärmeentziehend, z. B. bei Fieber);
Zehn bis 15 Minuten (öfter wechselnd; bei Überhitzung z. B. im Sommer);
20 bis 30 Minuten (entzündungshemmend und gewebestraffend).
Heiß: Ca. 60 Minuten.
Häufigkeit je nach Bedarf.

Heilanzeigen:
Abhärtung, Prellungen, Blutergüsse, Unausgeglichenheit, Schlafstörungen, Streß, Bluthochdruck, Durchblutungsstörungen, Fieber, Katarrhe der oberen Luftwege, Angina, Mittelohrentzündungen, Ekzeme, Arteriosklerose (der Gehirngefäße), Geschwüre, Kräftigung der Venen, Venenentzündungen, Krampfadern, Gelenkrheumatismus, Sehnenscheidenentzündung (heiß), Kinderlähmungserscheinungen (heiß).

FUSSWADENWICKEL

Hilfsmittel/Zusätze:
Kaltes Wasser, zwei Leinen- und ein Wolltuch (ca.

80 x 160 cm); Zusätze: Retterspitz, Essig oder Lehm.

Durchführung:
Der Fußwadenwickel reicht von den Zehen bis zum Knie, ist also ein erweiterter Wadenwickel und wirkt stärker als dieser. Das innere nasse Tuch wird so unter die Füße gelegt, daß es diese um ca. 30 cm überragt und der obere Teil des Tuchs unterhalb der Knie abschließt. Zuerst werden die Füße eingewickelt (Faltenbildung), daran anschließend die Unterschenkel. Dieselbe Prozedur geschieht mit den beiden anderen trockenen Tüchern, von denen das wollene den Abschluß bildet.

Variante:
Nasse Strümpfe: Baumwoll- oder Seidenstrümpfe in kaltes Essigwasser tauchen, ausdrücken und bis zu den Knien hochziehen. Dann dicke Wollkniestrümpfe darüber streifen und damit ins Bett gehen. Eine zusätzliche Wärmflasche an den Fußsohlen und eine weitere zwischen den Unterschenkeln sorgen für eine Wärmesteigerung und verstärken die Durchblutung.

Dauer/Häufigkeit:
Bis zu 60 Minuten; je nach Bedarf.

Heilanzeigen:
Wie der Wadenwickel wirkt auch der Fußwadenwickel beruhigend, ausgleichend sowie schlaffördernd und ist auch bei älteren und erschöpften oder kreislaufschwachen Personen sehr heilwirksam. Er ist wohltuend bei schweren, müden und gestauten Beinen, besonders bei Krampfaderbeinen. Im übri-

gen sind die Heilanzeigen wie beim Wadenwickel und Fußwickel.

FUSSBAD

Hilfsmittel/Zusätze:
Kaltes (auch warmes und wechselwarmes) Wasser, ein oder zwei Fußbadewannen bzw. passende Eimer oder hohe Schüsseln; Zusätze: Salz, Holzasche, Kräuterabkochungen (Heublumen, Retterspitz, Kamille, Zinnkraut, Eichenrinde) oder Essig.

Durchführung:
Das Fußbad entspricht einem Unterschenkelbad. Die Gefäße müssen ausreichend hoch sein, damit das Wasser mindestens zu den Waden reicht. Beide Unterschenkel werden gleichzeitig gebadet. Die Fußbäder werden kalt, warm, ansteigend, heiß und wechselwarm durchgeführt.

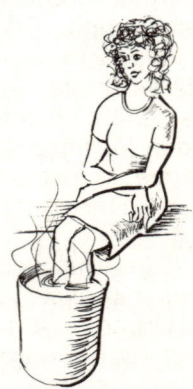

Fußbad

Dauer/Häufigkeit:
Kalt: 15 bis 60 Sekunden (bei 18 Grad).

Warm: Fünf, zehn oder 20 Minuten (36 bis 38 Grad), danach ein kaltes Fußbad oder ein kalter Knieguß.

Ansteigend: Ca. 25 Minuten (von 37 auf 42 Grad ansteigend).

Heiß: Ca. zehn bis 20 Minuten (40 bis 45 Grad).

Wechselfußbad: Abwechselnd fünf Minuten, 20 Sekunden, fünf Minuten, 20 Sekunden (für 37 Grad bzw. 18 Grad).

Heilanzeigen:
Kalt: Abhärtung, Krampfadern, Bluthochdruck, Schlafstörungen, Nasenbluten, Kopfschmerzen, Ohrensausen, Akne, Menstruationsstörungen, Leberererkrankungen, Darmträgheit, Magensäure-überschuß, Durchfall.

Warm: Chronisch kalte Füße, Schweißfüße, Vorbeugung von Erkältungskrankheiten, Klimakterium, Blasenleiden.

Ansteigend: Menstruationsstörungen, Kopfschmerzen, Wadenkrämpfe, Erkältungen, Halsentzündung, Bronchialkatarrh, Bluthochdruck, Bronchialasthma, Gefäßkrämpfe, Gehstörungen, Bettnässen, Rheuma, Gicht, Arteriosklerose in den Beinen, Nierenleiden (nicht zu schwere).

Heiß: Grippe, Asthma, Menstruationsbeschwerden, Prostataentzündung, Darmgrippe, Magenverstimmung.

Wechselfußbad: Abhärtung, Bluthochdruck, Nasenbluten, chronisch kalte Füße und sonstige Durchblutungsstörungen in den Beinen, Linderung der Beschwerden bei Senk- und Spreizfuß, Klimakterium, Kopfschmerzen, Schlafstörungen, leichte nervöse Erregbarkeit, Schnupfen, Magen-schleimhautentzündung, Begleittherapie bei Er-krankungen der Niere, der Blase und der Unterleibsorgane.

Gegenanzeigen:
Bei Krampfadern keine Fußbäder über 33 Grad und keine Wechselfußbäder vornehmen.

FUSSDAMPF

Hilfsmittel/Zusätze:
Kochend heißes Wasser in einem bis zur Hälfte damit gefüllten Topf, ein Stuhl, ein großes Leinen-tuch und eine Wolldecke, die beide bis zum Boden reichen, Lattenrost für den Topf; Zusätze: Heublu-men, Kamille, Fichtennadelextrakt oder Zinnkraut.

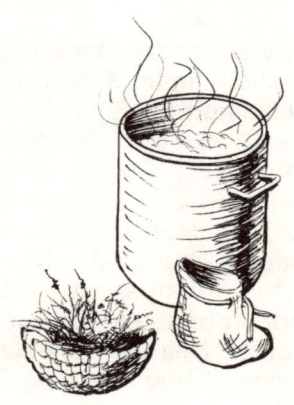

Heublumen

Durchführung:
Zuerst die Wolldecke und dann das Leinentuch so auf dem Stuhl ausbreiten, daß man sich mit dem entkleideten Unterkörper gut darauf setzen kann. Der geschlossene Topf steht für die Füße bequem erreichbar auf dem Boden oder einem Untersatz. Die Decke gut um den Unterkörper schlingen, den Topfdeckel abnehmen, den Lattenrost auf den Topf auflegen und die Füße darauf stellen. Anschließend die Tücher fest um die Beine geben (den Topf mit einschließen) und dicht feststecken, damit kein Dampf entweichen kann. Zum Abschluß der Anwendung bei Bettruhe nachdünsten und dann eine kalte Abwaschung (oder auch ein kaltes Fußbad oder einen kalten Kni
guß) durchführen.

Dauer/Häufigkeit:
Ca. 15 bis 30 Minuten.

Heilanzeigen:
Fußschweiß, beginnende Erkältungen, Gicht, Rheuma, chronisch kalte Füße, Blasenleiden, Unterleibserkrankungen.

FUSSWICKEL

Hilfsmittel/Zusätze:
Kaltes Wasser, drei quadratische Tücher, davon zwei aus Leinen und eines aus Wolle (je 80 x 80 cm); Zusätze: Heilerde (Lehm), Heublumen, Holunderblüten oder Lindenblüten.

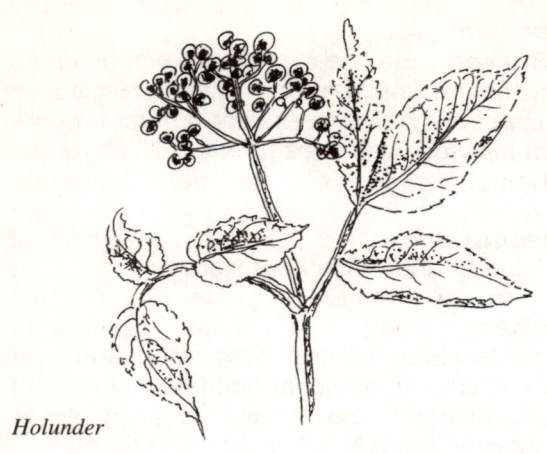

Holunder

Durchführung:

Der Fußwickel umfaßt den gesamten Fuß bis zum Knöchel. Wie bei jeder Kaltanwendung ist für eine gute Vorerwärmung der Füße (heißes Fußbad, Frottieren, Bewegung) zu sorgen. Es müssen stets beide Füße eingewickelt werden. Das Anlegen der Tücher erfolgt wie beim Handwickel (siehe auch dort). Jedes wird zu je einem Dreieck gefaltet, das so gelegt wird, daß die Breitseite unter dem Fußgelenk und bestenfalls bis zur halben Wade zu liegen kommt. Die Dreiecksspitze ragt über die Zehen hinaus und wird über diese geschlagen. Anschließend werden die Seitenzipfel nacheinander über das Mittelstück gezogen und durch Faltenlegung auf der Gegenseite angelegt und festgesteckt. Die Fußgelenke sind gut abgeschlossen.

Variante:
Nasse Socken: Ein paar nasse Leinen- oder Baumwollsocken und darüber ein paar trockene anziehen, wobei die trockenen Socken die nassen überragen müssen. Das ganze mit einer Wolldecke abschließen.

Dauer/Häufigkeit:
Ca. 60 Minuten (aber auch über Nacht).

Heilanzeigen:
Abhärtung, Schlafstörungen, Fiebersenkung (bei allen Infektionen; gut geeignet auch für Kinder und ältere Menschen), chronisch kalte Füße, Schweißfüße, Linderung bei Knick-, Senk- und Spreizfuß, müde Füße, Taubheitsgefühle, Schwellungen, Durchblutungsstörungen, Gicht der Großzehe, Arthrose der Fußgelenke, Venenentzündungen, schmerzende Krampfadern im Unterschenkelbereich, Blutstauungen, Bluthochdruck, Blutableitung aus dem Kopf, Arteriosklerose.

WASSERTRETEN

Hilfsmittel:
Kaltes Wasser (8–18 Grad), Badewanne, Fußbadewanne oder Eimer (im freien ein Bach oder eine Kneipp-Wassertretstelle).

Durchführung:
Das Wassertreten ist eine Abwandlung des kalten Fußbades. Wichtig ist – wie bei jeder Kaltanwendung –, daß der Körper und die Füße warm sind. Das Wasser muß knapp bis zum Knie reichen.

BEINE UND FÜSSE

Hochgekrempelte Hosen dürfen nicht einschneiden. Beim Treten des Wassers muß jeweils ein Bein
ganz aus dem Wasser gehoben werden, damit die
Luft die Fußsohlen berühren kann (Storchengang).
Dies wird solange wiederholt, bis sich eine leichte
Rötung zeigt bzw. ein schneidendes Gefühl an den
Waden einstellt. Dann sofort aus dem Wasser aus-
steigen, das Wasser mit den Händen abstreifen und
mit den feuchten Füßen in Wollsocken hinein-
schlüpfen, die Schuhe anziehen und rasch eine
halbe Stunde gehen. Die Nacherwärmung kann
auch in einem Eimer im Sitzen oder Stehen vorgenommen werden, wobei die Beine abwechselnd
ganz aus dem Wasser gehoben werden.

Varianten:
Tautreten: Drei bis vier Minuten barfuß durch tau-
feuchtes Gras gehen.
Schneegehen: Ein bis zwei Minuten (maximal fünf
Minuten) barfuß durch den frischen Schnee gehen.
Barfußgehen: Zehn bis 30 Minuten täglich durch
trockenes Gras laufen.

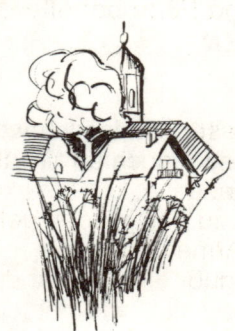

Wiese

Dauer/Häufigkeit:
20 bis 120 Sekunden; täglich ein bis zweimal. Je
kälter das Wasser, desto kürzer die Anwendung.

Heilanzeigen:
Abhärtung, Vorbeugung gegen Erkältungen, kalte
Füße (unbedingt auf Vorerwärmung achten!),
Bettnässen, Müdigkeit, Streß, Schlafstörungen,
Kreislaufstörungen, Durchblutungsstörungen, ge-
fäßbedingte Kopfschmerzen, Blutableitung aus
dem Kopf, Benommenheit, Stirndruck, Ohrensausen, Venenkräftigung, Nervosität, Wetterfühligkeit,
Klimakterium, Menstruationsstörungen, Haarausfall, Nasenbluten, Blutarmut, Bluthochdruck, Fußbeschwerden, Asthma, Schwindelanfälle, Belebung
für Körper und Seele.

Gegenanzeigen:
Ischiasnervenschmerzen, Erkrankungen der Niere
und der Blase, während der Menstruation.

Zu den sieben Abhärtungsmaßnahmen, die besonders die Beine und Füße betreffen, gehören nach
Kneipp:
1. Barfußgehen
2. Tautreten
3. Gehen auf nassen Steinen (maximal 15 Minuten, Gesunde aber auch 30 Minuten und länger)
4. Gehen im Schnee
5. Im Wasser bis zu den Waden gehen
6. Abhärten der Arme und Beine
7. Der kalte Knieguß

Weitere
Teilanwendungen

Weitere Teilanwendungen

WASCHUNGEN

Es handelt sich hier um Heilwaschungen, denen eine besondere Vorgehensweise zugrunde liegt. Während des Waschens wird eine dünne, gleichmäßige Wasserschicht auf der Haut verteilt, die zur gewünschten Reaktion führen soll. Waschungen sind wohltuende, milde und sehr wirkungsvolle Heilverfahren und nützen den Gesunden zur Erhaltung ihrer Gesundheit, den Kranken zur Linderung oder gar Heilungsförderung ihrer Krankheit und den Genesenden zur Kräftigung und Erholung.

Hilfsmittel/Zusätze:
Frisches kaltes (gegebenenfalls auch heißes) Wasser, ein vierfach gefaltetes, grobporiges Leinentuch; Zusätze: Essig (ein Viertel Essig, drei Viertel Wasser), Salz (ein EL auf ein Liter Wasser), bei heißen Anwendungen Kräuterabkochungen.

Durchführung:
Grundsätzlich ist zu sagen, daß Heilwaschungen an allen Körperteilen vorgenommen werden können. Durch gleichmäßigen Druck des sorgfältig gefalteten Tuches auf die Haut wird über die gewählten Körperteile eine ebenmäßig verteilte dünne Wasserschicht gelegt. Das Tuch wird so ausgedrückt, daß es nicht mehr tropft, aber dennoch genügend Flüssigkeit enthält. Eine gute Anwendungszeit ist morgens direkt nach dem Aufstehen, da die Bettwärme eine ideale Vorerwärmung dar-

stellt. Die Waschung soll zügig, aber ohne Hetze vor sich gehen. Ideal ist es, sich anschließend unabgetrocknet nochmals bis zur völligen Wiedererwärmung ins Bett zu legen. Schweißausbrüche sind bei der Waschung nicht beabsichtigt – außer bei Grippe und sonstigen Erkältungen zur Ausleitung von Krankheitsstoffen und der damit verbundenen Fiebersenkung.

Auch bei Waschungen ist stets zu beachten: Kein kaltes Wasser an einen kalten Körper! Immer für die nötige Vor- und Nacherwärmung sorgen! Unabgetrocknet warm anziehen!

Bei heißen Waschungen handelt es sich um die gleiche Technik bei der Durchführung; das Tuch muß jedoch wegen der raschen Abkühlung häufiger ins heiße Wasser (40 bis 45 Grad, meist mit Kräuterzusätzen) eingetaucht werden.

Dauer/Häufigkeit:

Ein bis zwei Minuten; drei- bis viermal pro Woche oder täglich und nach sechs Wochen ein bis zwei Wochen Pause.

Heilanzeigen:

Abhärtung, Durchblutungs-, Stoffwechselanregung, Kreislaufverbesserung, Ausleitung von Krankheitsstoffen, Nervosität, Fiebersenkung, Blut-, Lymphstauungen, Krampfadern, Venenentzündungen, Beingeschwüre, Magengeschwüre, beugt Wundliegen bei Bettlägerigkeit vor.

Waschungen bei:

Achselschweiß: Tägliche Waschungen mit Essigwasser (ein Drittel Essig, zwei Drittel Wasser) und abends Salbeitee trinken.

Klimakterium (Wallungen, Schwindelanfälle, Depressionen):

Durchführung:
Morgens von der rechten Hand aus am Außenarm bis zur rechten Schulter streichen und zur Hand zurück. Dann an der rechten Arminnenseite hoch bis zur Achselhöhle. Die gleiche Prozedur beim linken Arm. Anschließend kreisförmige Reibungen über Brust und Nacken. Warm ankleiden und nochmals einige Minuten ins Bett.

Dauer/Häufigkeit:
Maximal 15 Sekunden; je nach Bedarf (nach zwei bis drei Wochen sind gute Erfolge möglich!).

Varianten:
Kreislaufstörungen: Für einige Minuten beide Hände so unter fließendes Wasser halten, daß die Pulsflächen fächerförmig vom Wasser überströmt werden.
Frostbeulen: Hände und/oder Füße baden.

WICKEL

Auch für den Wickel gilt: Kein kaltes Wasser an einen kalten Körper! Immer für die notwendige Vor- und Nacherwärmung sorgen! Unabgetrocknet warm anziehen, wobei jedoch die behaarten und die der Luft ausgesetzten Körperteile abzutrocknen sind! Das ist nötig, weil die bei Kälte an der Körperoberfläche zusammengezogenen Blutgefäße sonst nicht zu der erforderlichen Reaktion in der Lage sind.

Hilfsmittel/Zusätze:

Es werden immer drei Tücher benötigt: das innerste, nasse aus grobem Leinen (das kleinste Tuch), das mittlere, trockene aus dichtem Leinen (ein das innerste etwas überragendes Tuch), das äußerste, trockene ist ein Wolltuch oder eine Wolldecke (die beiden anderen Tücher überdeckend); Zusätze: Essig (ein Teil Essig, drei oder vier Teile Wasser), Salz als Zugabe bei Erkältungskrankheiten, Erkrankungen der oberen Luftwege, chronischem Gelenkrheuma, Haut- und Lymphknotenerkrankungen bei Kindern (Skrofulose), aber auch Kräuter oder Kräuterabkochungen von Heublumen), Haferstroh, Kamille, Zinnkraut, Eichenrinde sowie Lehm bzw. Heilerde.

Dauer/Häufigkeit:

Man unterscheidet zwischen kalten, warmen und heißen Wickeln.

Die kalten Wickel:

Wärmeentziehend: Ca. 20 bis 40 Minuten.

Wärmestauend: Ca. 45 bis 75 Minuten.

Schweißtreibend: Ca. 90 Minuten.

Die warmen Wickel:

Ca. 45 bis 75 Minuten.

Die heißen Wickel:

Werden öfter ausgewechselt, da sie stärker auskühlen.

Heilanzeigen:

Kalt, wärmeentziehend: Mandelentzündung, hohes Fieber, sehr heftige Gelenkentzündungen etc. (Wickel öfter erneuern).

Kalt, wärmestauend: Chronische Krankheitszustände, bei denen die Körperabwehr geschwächt ist, z. B. chronischer Rachenkatarrh, chronische Gelenkentzündungen sowie chronische Verdauungsprobleme etc.

Kalt, schweißtreibend: Schwitzen bei Grippe, Erkältungen, bei Fettsucht, bei Zuständen der Selbst- und Fremdvergiftung (Harn- oder Nahrungsmittelvergiftung), Stoffwechselanregung durch Schweißbildung.

Warm: Besonders bei Erkrankungen der Organe unterhalb des Zwerchfells (Magen, Darm, Nieren, Blase, Galle etc.).

Heiß: Infektiöser Gelenkrheumatismus im Anfangsstadium, einschließlich der Verwendung von Kräutern wie Kamille, Zinnkraut und Haferstroh.

Hierzu sind auch alle bisher vorgestellten Wickel folgender Bereiche zu vergleichen: Kopf, Hals, Brust, Kreuz, Arm, Hand, Leber, Leib, Bein, Knie, Wade, Fuß und Wade, Fuß.

Wichtig: Vor jedem Wickel sollen in der Regel die Blase, nach Möglichkeit auch der Darm entleert sein. Nach Abnahme des Wickels sollte eine Ruhepause von mindestens 30 Minuten eingelegt werden. Um mögliche Überreizungen auszuschließen, sollten nicht ständig die gleichen Wickel angelegt werden.

Varianten:

Unterleibskrämpfe und Kreuzschmerzen infolge von **Menstruationsstörungen**: Man benötigt einen kleinen Sack oder Kissenüberzug, gefüllt mit einer Mischung aus Leinsamen und Kleie, zwei trockene Tücher, eine Wolldecke. Das gefüllte Säckchen kurz aufkochen lassen und so heiß wie verträglich an den Lendenbereich bringen. Die beiden Tücher unterlegen und mit der Wolldecke zudecken. Nach erfolgter Anwendung abfrottieren und nur noch in der Wolldecke eingehüllt einige Zeit verweilen. Anschließend Vorsicht vor Luftzug, da jetzt besondere Empfindlichkeit gegenüber Kälte besteht. Die Anwendung dauert 30 Minuten und erfolgt je nach Bedarf.

Muskelrheumatismus: Wenn die schlimmsten Schmerzen nachgelassen haben, für einige Zeit einen kalten Kurzwickel anlegen (ein Kurzwickel reicht von den Achselhöhlen bis zur Oberschenkelmitte).

Nervenentzündungen: Bei nachlassenden Schmerzen kalte Wickel oder Salzwickel anlegen.

Rheumatismus: Jeden Morgen einen warmen Lehm-, Moor- oder Fangowickel um das schmerzende Gelenk anlegen.

Fußbeschwerden: Eine Abkochung aus 50 Gramm Holunderblüten und 50 Gramm Lindenblüten herstellen (zehn Minuten in einem Liter Wasser kochen); dann kalt stellen. Zwei Tücher mit der Flüssigkeit tränken und je einen Fuß damit einwickeln (siehe auch Fußwickel). Eine halbe Stunde einwirken lassen und anschließend beide Füße leicht massieren.

AUFLAGEN

Auflagen stellen eine Abwandlung des Wickels dar. Hier bedeckt das nasse Innentuch, mehrfach gefaltet, nur eine bestimmte Stelle des Körpers. Darum wirken Auflagen auch mehr lokal als Wickel, wobei jedoch ihre wohltuende Allgemeinwirkung nicht zu unterschätzen ist. Die großen Formen der Auflagen sind die Ober- und Unteraufschläger (siehe S. 78

u. 80). Die kleineren Auflagen werden z. B. auf das Herz, den Leib, die Stirn sowie auf eine Reihe anderer Körperstellen aufgebracht. Grundsätzlich gilt für sie alle das gleiche wie für die Wickel.

Hilfsmittel/Zusätze:
Kaltes (nach Bedarf auch warmes oder heißes) Wasser, ein grobes Leinentuch (das nasse), ein einfaches poröses Leinentuch (das Zwischentuch, das das nasse Tuch bedeckt) und ein Wolltuch, das seitlich vom Zwischentuch um etwa zwei bis drei Zentimeter überragt wird und die Auflage abschließt; Zusätze: Essig, Salz, Lehm- oder Heilerde, Quark, Retterspitz, Heublumen, Haferstroh, Kamille, Zinnkraut, Eichenrinde oder Arnikatinktur.

Durchführung:
Das Innentuch wird zwei- bis sechsfach gefaltet, in das Wasser getaucht und gut ausgedrückt. Dann wird es auf die zu behandelnde Körperzone gelegt, das trockene Zwischentuch und abschließend das Wolltuch werden je ganz um den betreffenden Körperteil herumgeführt.

Dauer/Häufigkeit:
60 bis 75 Minuten bzw. Wechseln beim Erwärmen der kalten Auflagen oder Erkalten der heißen Auflagen; je nach Bedarf.

Heilanzeigen:
Die Heilanzeigen sind je nach Körperzone verschieden. Sie betreffen unter anderem Magengeschwüre, Gallenblasenleiden, Blähungen, chronischen Blasenkatarrh, Darmkrämpfe, nervöse Magenstörungen, Menstruationsstörungen, Bron-

chitis, Rachenkatarrh, Angina, Kehlkopfentzündungen, Beschwerden im Magen- und Darmtrakt sowie der Leber, Milz, der Bauchspeicheldrüse, der Blase und des Unterleibs.

Bei folgenden Beschwerden sind die hier aufgeführten Auflagen zu verwenden:

Nierensteine: Feucht-heiße Auflagen auf die Schmerzstelle.

Durchfall: Feucht-heiße Auflagen, die aus einem mit Heublumen oder Kamille gefüllten (nur zur Hälfte) Säckchen bestehen. Säckchen über einen großen Topf mit dampfendem Wasser legen (Lattenrost), damit es sich mit Dampf vollsaugen kann. Das Säckchen auf die Bauchgegend legen und so lange einwirken lassen, bis es abkühlt (siehe auch Dampfkompressen).

Menstruationsschmerzen: Heißer Heublumensack (siehe Dampfkompressen).

Herzbeschwerden: In das kalte Wasser, dem Retterspitz oder Essig hinzugefügt ist, wird das mehrfach zusammengelegte Leinentuch (50 x 50 cm) getaucht, ausgedrückt und auf die linke Brustseite gelegt. Mit einem Wolltuch abdecken. Wirkt heilsam bei allen Herzbeschwerden.

Krampfadern: Jeden zweiten Tag Quarkauflagen, denen anschließend Umschläge mit Zinnkrautabkochung oder Sauerkrautwasser folgen.

Nervenentzündungen: Auflagen mit Essigwasser.

Furunkel: Auflagen mit heißem Leinsamenbrei oder Bockshornkleesamen-Brei.

Blähungen: Leibaufschläge mit heißem Essigwasser, die alle zehn bis 20 Minuten erneuert werden.

Prellungen: Zwei Eßlöffel Salz in einem Liter Wasser auflösen, darin ein Frotteehandtuch einweichen und ins Tiefkühlfach legen (das Salz verhindert ein Gefrieren). Nach einer Weile herausnehmen und für ca. 15 Minuten auf die Prellung legen.

Kreuzschmerzen: Schlamm- oder Moorpackungen auf die Schmerzstelle aufbringen.

Magen-Darm-Katarrh: Täglich heiße Auflagen mit Pfefferminz- oder Kamillentee auf den Oberbauch.

Abszeß: Heiße Bockshornklee- oder Lehmauflagen, so oft wie nötig.

Bandscheibenbeschwerden: Moor- oder Lehmpackungen an den Schmerzstellen.

Gelenkrheumatismus: Zweimal wöchentlich Auflagen mit Heilerde, Moor- oder Schlammpackungen.

DAMPFKOMPRESSEN

Dampfkompressen sind eine Sonderform der heißen Auflagen und wie diese nur für die lokale Anwendung bestimmt. Sie dienen der Krampflösung und Schmerzlinderung und können an fast allen Stellen des Körpers angelegt werden.

Hilfsmittel/Zusätze:
Kochendes Wasser, wie beim Wickel und der Auflage zwei Leinentücher und ein Wolltuch sowie ein weiteres Wolltuch zum Einschlagen der heißen Kompresse; Zusätze: Kamille, Zinnkraut, Eichenrinde, Heublumen, Haferstroh oder Pfefferminze.

Durchführung:
Eines der Leinentücher so falten, daß es der Größe der zu behandelnden Körperzone entspricht. Dann

wird es für einige Minuten in sehr heißes Wasser getaucht, schnell mit einem dafür geeigneten Gegenstand (Gabel, Zange etc.) herausgefischt, auf ein Handtuch gelegt und gut ausgedrückt. Je besser es ausgewrungen wird, desto besser behält es seine Hitze. Rasch wird es dann auf ein Wolltuch gelegt, das darüber gefaltet wird. Die Seite, an der das nasse Tuch und das Wolltuch nur je eine Lage bilden, wird auf die entsprechende Körperstelle gelegt. Die Dampfkompresse muß so heiß wie gerade eben noch verträglich sein. Nach Abnahme der Kompresse keine Kaltanwendung durchführen und möglichst eine Bettruhe von ca. 30 bis 60 Minuten einhalten.

Dauer/Häufigkeit:
Ca. 30 Sekunden, spätestens jedoch bei stärkerem Abkühlen auswechseln oder abnehmen; je nach Bedarf.

Heilanzeigen:
Akne, Abszesse, Blasenleiden, Darmkatarrh, Eierstockentzündungen, Gallenblasenerkrankungen, Gicht, Hexenschuß, Kopfschmerzen (heiße Kompresse am Nacken), Leberbeschwerden, Magenverstimmung, Müdigkeit, Muskelrheumatismus, Migräne (kalte Kompresse auf Stirn und Augen), Nackenbeschwerden, Nervenentzündungen.

Beispiele für die Anwendung von Dampfkompressen:
Kopfschmerzen: Abkochung aus Lavendel, Thymian und Basilikum bereiten, die Kompresse damit tränken und auf Nacken bzw. Stirn legen.
Migräne: Kalte Kompresse auf Stirn und Augen.

Spezial-Migränekompresse: Zwei Eßlöffel Quendel und ein Eßlöffel Lavendel mit einem halben Liter kochenden Wassers übergießen, zugedeckt stehen und auskühlen lassen. Ein mehrfach gefaltetes Tuch eintauchen, ausdrücken und auf die Stirn legen.

Varianten:

Klatschkompresse: Erkrankungen der Bronchien, Nervenschmerzen.

Ein an einem Kochlöffel oder ähnlichem befestigtes Leinentuch wird kurz in kochendes Wasser gehalten, rasch herausgenommen und für sehr kurze Zeit auf die zu behandelnde Hautzone gepreßt. Diese Prozedur wird so lange wiederholt, bis sich die erwünschte Hautreaktion zeigt. Auf diese Weise wird eine sehr intensive Tiefenwirkung erzielt.

Heiße Rolle: Schmerzlinderung, Krämpfe, Koliken (besonders bei Gallensteinen), Leberleiden, Hexenschuß, Nackenbeschwerden, Rheumatismus.

Ein Handtuch wird einmal der Länge nach gefaltet und zu einem Trichter (mit Spitze!) gerollt. Dann wird äußerst vorsichtig (Verbrühungsgefahr!) so lange heißes Wasser hineingegossen, bis sich alle Schichten des Handtuchs befeuchtet haben. Anschließend diesen Trichter zu einer Rolle formen, auf die entsprechende Körperstelle bringen und zwei trockene Tücher darüber legen. Läßt die Wärme nach, so wird die Rolle bis zur nächsten heißen Stelle weiter aufgerollt.

Heusack: Ebenfalls eine Sonderform der heißen Auflage ist der in Apotheken erhältliche Heusack, mit dem eine große Tiefenwirkung erzielt werden kann (stammt jedoch nicht von Kneipp!). Er wird über einem Topf mit Lattenrost im Dampf erhitzt. Anschließend bringt man ihn gut warm, aber nicht heiß, mit einem Wickel fest an die entsprechende Körperstelle, wo er für 30 bis 60 Minuten – eventuell auch länger, falls er so lange warm bleibt – verbleiben kann.

Die Heilanzeigen sind unter anderen: Nervenentzündungen, Menstruationsstörungen, Störungen im Magen-Darm-Bereich, Krämpfe, Leberstauungen, akute Rippenfellentzündung, Erkältungen der oberen Luftwege, schmerzhafter Menstruationsbeginn, Muskelrheumatismus, chronisch rheumatische Gelenkveränderungen, Gelenkentzündung, Hexenschuß, Gicht usw.

SONSTIGE

Abschließend werden einfache Anwendungen wie Umschläge, Abreibungen und nicht zuletzt das Bürsten für nachfolgende Beschwerden genannt.

Nagelbettentzündungen: Im Anfangsstadium heiße Seifenbäder mit anschließendem Auflegen von Bienenharzsalbe durchführen. Darauf folgen Umschläge mit Leinsamen, Heilerde oder Lehm und darauf wiederum heiße Kamillenbäder mit Osterluzeiabkochung.

Frostbeulen: Umschläge mit Abkochung von Eichenrinde oder Zinnkraut sowie Heilerde. Wechselbäder für Hände und Füße, fünf Minuten bei 37 Grad und fünf Sekunden bei 13 Grad. Die Prozedur mehrmals wiederholen und kalt beenden.

Zur Beruhigung: Grobes Leinentuch vier- bis sechsmal zusammenlegen, in 25 bis 30 Grad warmes Wasser tauchen, ausdrücken, auf entsprechenden Körperteil aufbringen und ein Wolltuch darüber geben. Die Einwirkzeit beträgt bis zu 40 Minuten.

Gelenkrheumatismus: Morgens und abends werden die betroffenen Gelenke mit Essigwasser abgerieben.

Durchblutungsstörungen: Z. B. Fußabreibungen mit warmen Händen oder mit einem zuvor in 15 bis 20 Grad kaltes Wasser getauchten Frottierhandschuh. Bei kalten Füßen täglich morgens die Unterschenkel unter der Dusche mit einer Borstenbürste bürsten. Ebenso Bürstungen im Sitzbad (siehe dort).

Streß: Als sehr beruhigend hat sich das trockene Ausstreichen des Nackens mit einer nicht zu harten Naturfaserbürste erwiesen.

Menstruationsstörungen (zu starke Regel): Umschläge mit Majoran. Mehrfach gefaltetes Leinentuch in eine abgekühlte Majoran-Abkochung tauchen, ausdrücken und auf den Unterleibsbereich legen. Längere Zeit einwirken lassen. Gut eignet sich auch ein Majoran-Tee zum Trinken: Zwei Eßlöffel Majoran auf einen halben Liter kochenden Wassers geben und ca. zehn Minuten ziehen lassen. Empfehlenswert sind auch Tees und Umschläge mit Zinnkraut, Mistel, Kreuzkraut oder Hirtentäschel.

Ganzanwendungen

Die Ganzanwendungen

GANZWASCHUNG

Die kalten Waschungen sind fester Bestandteil der Kneippschen Wasserkur, wobei die Ganzkörperwaschung zur reizintensivsten zählt. Außer dem Kopf ist der gesamte Körper in die Waschung mit einbezogen. Sie empfiehlt sich besonders für Kinder und ältere, gebrechliche Menschen, Schwerkranke und Fiebernde und stellt einen guten Ersatz für das kalte Bad dar.

Hilfsmittel/Zusätze:
Kaltes Wasser, grobes Leinentuch; Zusätze: Essig (ein Teil Essig, zwei Teile Wasser oder ein Viertel Essig und drei Viertel Wasser).

Durchführung:
Das Leinentuch wird mehrmals (vier- bis achtmal) gefaltet, in klares kaltes Wasser getaucht und so ausgedrückt, daß es nicht mehr tropft. Die Waschung erfolgt immer von rechts unten nach links oben. Man beginnt am rechten Handrücken, wo man das Tuch gleichmäßig stark aufdrückt, an der Armaußenseite bis zur Schulter hochstreicht (ohne zu reiben!) und auf der Arminnenseite wieder zur Hand zurückkehrt. Dies wird etwas seitlich versetzt wiederholt, bis der gesamte Arm gleichmäßig von einer feinen Wasserschicht überzogen ist. Abschließend wird die Achselhöhle ausgewaschen. Diese Prozedur wird auch am linken Arm vorgenommen, nachdem zuvor das Tuch frisch gemacht

wurde. Bevor im Anschluß der Hals an die Reihe kommt, wird ebenfalls das Tuch wieder in das frische Wasser getaucht und dann der Hals in mehreren Strichen gewaschen. Nun mit einigen Querstrichen den Brustbereich und mit einigen Längsstrichen den Bauchbereich waschen. Dann wird über die Außenseite des rechten Beines bis zum rechten Fuß und über die Beininnenseite bis zur Leiste die Waschung fortgesetzt. Schließlich müssen noch all jene Stellen benetzt werden, die noch nicht erreicht worden sind. Auf die gleiche Weise wird auf der linken Körperseite verfahren. Dabei darf nicht vergessen werden, das Tuch immer wieder frisch ins Wasser einzutauchen und auszudrücken. Am Rücken erfolgt die Waschung mit einigen Querstrichen im oberen mit einigen Längsstrichen im unteren Bereich. Nimmt man die Waschung alleine vor, dann faltet man das Leinentuch für die Rückenwaschung auseinander und zieht es mit beiden Händen hin und her von oben nach unten. Im übrigen sollen auch die Fußsohlen nicht vergessen werden.

Wichtig ist, daß am Ende der Waschung der Körper nicht abgetrocknet wird, sondern fest eingehüllt im Bett ca. 15 Minuten nachwärmt oder andernfalls, warm angezogen, ausreichend bewegt wird.

Dauer/Häufigkeit:
Zwei bis drei Minuten mehrmals täglich (wenn nötig); entweder drei- bis viermal pro Woche oder täglich sechs Wochen lang mit einer anschließenden Pause von ein bis zwei Wochen.

Heilanzeigen:
Abhärtung (Abwehrstärkung), Erschöpfung, Ner-

vosität, Schlafstörungen, Kreislaufanregung durch
verstärkte Durchblutung, Stoffwechselanregung,
Übergewicht, Klimakterium, Hirnhautentzündung,
Ausleitung krankhafter Stoffe, Mumps, Diphterie,
Rachitis, Grippe, Bronchitis, Mandelentzündung,
Lungenentzündung, Rippenfellentzündung, Mus-
kel- und Gelenkrheumatismus, Leberbeschwerden,
Magensäuremangel, Kinderkrankheiten (Masern
etc.).

Ganzwaschung bei Asthma: 14 Tage lang folgende Anwendungen:

Morgens: Kalte Ganzwaschung

Nachmittags: Heißes Fußbad im täglichen Wechsel mit einem heißen Armbad

Abends: Heißer Brustwickel (im Bett).

ABREIBUNG

Grundsätzlich wirkt die Abreibung ähnlich wie die
Ganzwaschung, ist jedoch intensiver, weil zum Reiz
des kalten Wassers jetzt auch noch der Reiz der
Reibung hinzukommt.

Hilfsmittel/Zusätze:
Kaltes Wasser, ein grobes Leinentuch, mit dem der
ganze Körper eingehüllt werden kann; eine
Hilfsperson; Zusätze: Essig.

Durchführung:
Das Leinentuch wird ins Wasser getaucht, ausgedrückt und um den gesamten Körper gelegt, so daß
auch die Füße, die Arme und der Hals eingehüllt
sind. Die Hilfsperson führt dann die Abreibung in
der folgenden Reihenfolge durch: Beginnend am

rechten Handrücken geht es am Außenarm hoch zur Schulter und auf der Arminnenseite zurück zur Hand, wobei zugleich die Innenseite der rechten Brustseite mit abgerieben wird. Danach folgt die rechte Rückenseite von der Schulter bis zur Hüfte. Auf die gleiche Weise wird die linke Oberkörperseite behandelt. Anschließend wird die Abreibung am Unterkörper ausgeführt: Beginnend am rechten Fußrücken geht es an der Beinaußenseite hoch zur Hüfte und an der Beininnenseite zurück zum Fuß, an dem die Fußsohle ebenfalls abgerieben wird. Das linke Bein wird in der gleichen Weise behandelt. Die Anwendung endet mit der Abreibung der beiden Gesäßhälften einschließlich des Rumpfes. Abschließend wird der gesamte Körper trocken gerieben. Die Nacherwärmung erfolgt durch 30 bis 60 Minuten Bettruhe oder durch Bewegung.
Erforderlichenfalls kann die Abreibung auch im Liegen durchgeführt werden.

Dauer/Häufigkeit:
Maximal fünf Minuten; je nach Bedarf ein- bis sechsmal täglich.

Heilanzeigen:
Abhärtung, Kreislaufanregung, Stoffwechselanregung, Nervosität – siehe auch weitere Heilanzeigen unter Ganzwaschung.

GANZWICKEL UND VARIANTEN

Während der Kurzwickel von den Achselhöhlen bis zur Mitte der Oberschenkel reicht und somit eine Kombination von Brust- und Lendenwickel darstellt, umfaßt der Unterwickel den Bereich von den Achselhöhlen bis über die Zehenspitzen. Beiden gemeinsam ist, daß die Arme außerhalb des Wickels bleiben. Die Hilfsmittel und Techniken sind die gleichen wie bei allen Wickeln. Die Heilanzeigen entsprechen denen des Leibwickels/Lendenwickels (siehe dort), sind jedoch stärker wirksam und dienen, kalt angewendet, der Abhärtung und warm als Schwitzpackung bei beginnenden Erkältungen. Der Unterwickel ist relativ anstrengend und eignet sich nicht für jede Person, weswegen fachlicher Rat eingeholt werden sollte.

Der Ganzwickel, auch spanischer Mantel genannt, reicht vom Hals bis über die Zehen und schließt die Arme mit ein.

Hilfsmittel/Zusätze:
Kaltes Wasser, zwei Leinentücher und eine Wolldecke (ca. 190 x 230 cm); eine Hilfsperson; Zusätze: (eventuell) Salz.

Durchführung:
Ein Leinentuch in kaltes Wasser tauchen, ausdrücken und auf die beiden anderen (zuunterst die Wolldecke, darüber das trockene Leinentuch) Unterlagen legen. Die Tücher werden auf dem Bett wickelfertig vorbereitet. Dann darauf legen und sich von der Hilfsperson einwickeln lassen. Am Hals und im Schulterbereich erfolgt durch Faltung ein guter Abschluß, am Körper ist die Wickeltechnik die gleiche wie beim Leib- bzw. Lendenwickel. Die Beine und Füße werden zusammen fest eingepackt.

Dauer/Häufigkeit:
60 bis 120 Minuten; höchstens einmal pro Woche.

Heilanzeigen:
Fettsucht, Stoffwechselerkrankungen, Hautkrank-
heiten (hier wird sehr gerne eine Kräuterabkochung
aus Zinnkraut verwendet), bei Fastenkuren zur
Förderung der Ausscheidung von Schlackenstoffen,
Beginn einer Infektionskrankheit mit leichtem
Fieber, Muskelrheumatismus.

Gegenanzeigen:
Hochfieberhafte Erkrankungen, geschwächte und
blutarme Menschen.

NASSES HEMD

Das nasse Hemd entspricht einem verkürzten
Ganzwickel und hat sich ganz besonders in der
Kinderheilkunde bewährt. Je nach Verwendung von
Zusätzen unterscheiden wir zwischen Salzhemd,
Heublumenhemd und Lehmhemd.

Hilfsmittel/Zusätze:
Kaltes oder heißes Wasser, Leinenhemd, Leinen-
tuch und Wolldecke; Zusätze: Salz, Lehm (kalte
Anwendung), Heublumen (heiße Anwendung).

Durchführung:
Zubereitung der jeweiligen Zusätze:
Salzwasser: Ca. 500 Gramm Salz in fünf Liter kal-
tem Wasser auflösen.
Lehmwasser: Lehm in kaltem Wasser zu einer
dickflüssigen Lehmbrühe verarbeiten.
Heublumensud: Vier bis sechs Handvoll Heublu-
men in fünf Liter kochendem Wasser ziehen lassen.
Das Leinenhemd, das als Innentuch dient (Wickel-

prinzip), wird in die gewünschte Flüssigkeit getaucht, ausgedrückt und dem Kind angezogen, wobei es auf der Haut glattgestrichen wird. Die Hände und Füße bleiben frei. Danach folgt die Umwicklung mit dem Leinenzwischentuch und die abschließende Abdeckung mit der Wolldecke.

Dauer/Häufigkeit:
45 bis 60 Minuten; je nach Bedarf.

Heilanzeigen:
Salz- und Heublumenhemd: Masern, Scharlach (Förderung der Entwicklung des Ausschlags sowie der Entgiftung), Nervosität, Angina.
Heublumenhemd: Infektionskrankheiten, Rachitis, Haut- und Lymphknotenerkrankungen, Stoffwechselstörungen, Blutvergiftung.
Lehmhemd: Hauterkrankungen, Ekzeme, Hautjucken, Flechten, Nervosität, Angina.

VOLLBAD

Mit Vollbad ist hier nicht das übliche Reinigungsbad gemeint, sondern ein Bad, mit dem je nach Temperatur und Dauer unterschiedliche Wirkungen auf den Organismus erzielt werden können. Im Gegensatz zu den relativ oft angewendeten Dreiviertel- bis Halbbädern (siehe dort) ist hier der gesamte Körper einschließlich Hals vollständig mit Wasser bedeckt. Gebadet werden soll unbedingt ein bis zwei Stunden vor und frühestens zwei Stunden nach dem Essen. Blase und Darm sollten entleert sein. Im folgenden werden die kalten, warmen und heißen Vollbäder erörtert (die temperierten, ansteigenden und wechselwarmen sollen hier der Vollständigkeit halber nur erwähnt werden).

Hilfsmittel/Zusätze:

Kaltes, warmes oder heißes Wasser, Badewanne. Die Zusätze richten sich nach dem jeweiligen Zweck des Bades und werden teilweise gesondert angegeben. Grundsätzliche Verwendung finden: Baldrian, Melisse, Lavendel, Schafgarbe, Kamille, Fichtennadeln, Kalmuswurzel, Rosmarin, Thymian, Heublumen, Zinnkraut, Eichenrinde, Walnußblätter, Haferstroh, Kleie, Molke, Salz, Holzasche, Schwefel, Moorlauge. Die wichtigsten und gebräuchlichsten gemischten Badezusätze sind: Heublumen und Haferstroh (zu gleichen Teilen), Fichtenextrakt mit Salz (ca. ein Kilogramm Salz pro Vollbad), Kalmus und Walnußblätter (zu gleichen Teilen), Holzasche und Salz (zu gleichen Teilen).

KALTES BAD

Durchführung:

Die Wassertemperatur beträgt bis zu maximal 18 Grad, wobei der Raum ausreichend warm sein muß (18 bis 20 Grad). Der Körper muß unbedingt gut durchwärmt sein. (Gegebenenfalls wird das kalte Vollbad jedoch durch ein kaltes Halbbad oder eine kalte Ganzwaschung ersetzt.) Die beste Zeit ist morgens. Bevor man langsam bis zum Hals in das Wasser eintaucht, sind in jedem Fall die Brust, der Rücken und die Stirn kalt zu benetzen. Nach dem Bad wird das Wasser von der Haut nur abgestreift (Ausnahme sind die nicht bedeckten Körperteile sowie die Lenden- und Kreuzgegend, die gut trocken gerieben werden). Warm ankleiden und für Nacherwärmung sorgen (z. B. 30 bis 60 Minuten Bettwärme).

Dauer:
Drei bis fünf bzw. 25 Sekunden.

Heilanzeigen:
Abhärtung, Kreislaufstörungen (Durchblutung), Stoffwechselstörungen, Belebung des Nervensystems, akute Infektionskrankheiten mit Fieber, Heuschnupfen, Fettsucht, Zuckerkrankheit, Blutniederdruck.

Gegenanzeigen:
Herzkrankheiten, Schwäche, Hautentzündungen, entzündete Krampfadern.

WARMES BAD

Durchführung:
Die Wassertemperatur liegt bei ca. 36 bis 38 Grad. Diese Bäder dienen unter anderem auch einer gründlichen Vorerwärmung für eine anschließende Kaltanwendung. Nach dem Bad erfolgt eine kalte Abwaschung, Dusche oder Abgießung.
Die Abgießung geschieht in der folgenden Weise: Man beginnt mit der rechten Außenseite am Fuß, geht am Bein hoch bis zur Hüfte und an der Innenseite des Beines am Fuß zurück; auf die gleiche Weise erfolgt die Begießung des linken Beines. Dann folgt der rechte Arm, beginnend an der rechten Hand, hinauf bis zur Schulter und an der Arminnenseite zur Hand zurück; desgleichen der

linke Arm. Anschließend beschreibt man mit dem Schlauch einige kreisförmige Bewegungen im Uhrzeigersinn auf dem Bauch und führt ihn dann über die rechte Oberkörperseite zur Schulter, wo dafür gesorgt werden muß, daß etwa ein Drittel des Wassers über den Rücken und zwei Drittel über Brust und Bauch läuft; die gleiche Prozedur wiederholt man auf der linken Oberkörperseite. Abschließend wird das Gesicht abgegossen.

Dauer:
Acht bis 20 Minuten.

Heilanzeigen:
Bluthochdruck, Schlafstörungen, Streß (Erschöpfung), Nervosität, Kreislaufstörungen (Durchblutung), Entschlackung, Koliken, Krampfzustände, Verspannungen (körperlich und seelisch), Abszesse (Heublumen), Sehnenscheidenentzündungen, kalte Füße (Rosmarin- oder Roßkastanienabkochung), Angstzustände (Fichtennadelextrakt), Erkältung, Bronchitis, Katarrh (je bis zu 40 Grad).
Bei Bandscheibenbeschwerden, Bluthochdruck und auch Schlaflosigkeit empfehlen sich besonders folgende Bäder:
Bandscheibenbeschwerden: In 35 Grad warmes Wasser wird aufgelöster Moorextrakt (Moorbrei) gegeben und mit der Hand umgerührt. Dauer: 30 Minuten; Häufigkeit: Ein-bis zweimal pro Woche.
Bluthochdruck: Warme, länger anhaltende Bäder, damit sich die Gefäße ausdehnen können. Je intensiver dies geschieht, desto weiter sinkt der Blutdruck.
Schlaflosigkeit: Sogenannte Schlafbäder: Dem 37 bis 38 Grad warmen Wasser wird folgende

Abkochung zugesetzt: Melisse, Baldrian, Lavendel, Fichtennadeln und Hopfen zu gleichen Teilen; von dieser Mischung wird eine Handvoll in zwei Liter Wasser aufgekocht, dann einige Minuten ziehen lassen.

HEISSES BAD

Die Wassertemperatur liegt zwischen 39 und 45 Grad. Je höher die Temperatur, desto kürzer die Badezeit. Das heiße Bad wird immer mit einer kalten Ganzabwaschung, Dusche oder Abgießung (siehe warmes Bad) beendet. Sehr empfehlenswert ist eine anschließende Bettruhe.

Dauer/Häufigkeit:
Maximal zwölf Minuten; mehrmals wöchentlich je nach Bedarf.

Heilanzeigen:
Blutniederdruck, Infektionskrankheiten, Gicht (Schafgarbe, Haferstroh), Rheuma, Schlafstörungen (nicht zu heiß und nicht zu lange). Beginn einer Erkältung (Thymian), Schweißbildung, Krämpfe, Koliken, Kreuzschmerzen (unter Wasser die Kreuzbeingegend kräftig bürsten), allgemeine Schmerzen am Körper, Streß (Erschöpfung), Hexenschuß. Muskelrheumatismus, Abnutzung der Wirbelsäule und Gelenke (siehe Heublumenbad).
Heublumenbad (oder Haferstrohbad): Ein Kilogramm Heublumen (Samen, Blüten, Blätter) in einem Leinensäckchen in kaltem Wasser ansetzen und 30 Minuten auskochen lassen. Diesen Sud dem Bad zusetzen.

Das Heublumenbad empfiehlt sich bei folgenden Beschwerden:
Rheumatismus, Gelenkversteifung, Sehnenscheidenentzündung, Grieß- und Steinleiden, Hexenschuß, Nervosität, Schlaflosigkeit, Fettsucht, Gicht. Desweiteren empfehlen sich für nachgenannte Beschwerden folgende Bäder:

Asthma: Im heißen Badewasser ein Kilogramm Meersalz auflösen und ca. 15 Minuten darin baden. Einmal pro Woche wiederholen.

Gicht: Ein Kilogramm Wacholderzweige, Tannennadeln und Fichtennadeln sowie 250 Gramm Zinnkraut in fünf Liter Wasser eine halbe Stunde kochen lassen. Den Absud ins heiße Badewasser geben. Nach dem Bad strenge Bettruhe einhalten. Dreimal pro Woche wiederholen.

Depressionen: Heißes Bad mit Zusatz von Fichtennadel- oder Lavendelextrakt zweimal wöchentlich durchführen. Sehr empfehlenswert ist eine kräftige Unterwassermassage mit einer Bürste.

Blutniederdruck: Dem heißen Badewasser den Extrakt von Rosmarin oder Fichtennadeln zugeben, während des Badens tief ein- und ausatmen. Anschließend gesamten Körper trockenmassieren.

Gelenkrheumatismus: Birkenrinden-Bad: Eine Handvoll Birkenrinde in zwei Liter Wasser zehn Minuten aufkochen lassen und den Absud ins 38 Grad heiße Wasser geben, das allmählich auf ca. 42 Grad erwärmt wird. Dauer: Ca. 30 Minuten, Häufigkeit: Dreimal pro Woche. Nach dem Bad ist absolute Bettruhe einzuhalten.

Angina-pectoris-Vorbeugung: Vor dem Schlafengehen heißes Bad mit Baldrian- oder Lavendelkonzentrat. Zweimal pro Woche baden und regelmäßig Honigwein (Apotheke) trinken.

Gegenanzeigen:
Heiße Bäder sollen grundsätzlich nicht bei Kreislaufschwäche und Bluthochdruck genommen werden.

VOLLGUSS

Hilfsmittel:
Kaltes Wasser, Gießschlauch (Kneipp-Gieß-schlauch, Brauseschlauch oder Gießrohr mit 1,5 bis 2 cm Durchmesser), (evtl.) Hilfsperson.

Durchführung:
Beim Vollguß handelt es sich um die Begießung des gesamten Körpers von den Fußspitzen bis zum Hals. An der rechten Fußaußenseite beginnend führt man den Schlauch bis zum Gesäß hoch und an der Innenseite des rechten Beines wieder zum Fuß zurück; an der linken Seite verfährt man in der gleichen Weise, geht jetzt aber nicht abwärts, sondern benetzt Brust und Rücken mit kaltem Wasser und führt dann den Schlauch in Füllfederhaltung am rechten Arm hoch bis zur Schulter. Dort läßt man das Wasser sich so verteilen, daß zwei Drittel den Rücken herunterfließt. Anschließend begießt man die rechte Seite des Rückens bis unterhalb des Gesäßes, wo der Schlauch dann am linken Arm, ebenso wie am rechten, hoch bis zur Schulter geführt wird und wiederum ca. ein Drittel des Wassers die Brust und zwei Drittel den Rücken hinunterfließt. Wie zuvor beim Gesäß werden jetzt die Seiten gewechselt, diesmal jedoch über den Nacken. Nach zweimaliger Wiederholung geht es schließlich an der linken Seite zum Fuß hinab.

Nun erfolgt die Begießung der Vorderseite am rechten Fußrücken bis hoch zur Leistenbeuge und an der Innenseite zurück; desgleichen am linken Bein, wo aber in der Oberschenkelmitte zur rechten Hand gewechselt und, wiederum in Füllfederhaltung, der Schlauch bis zur Schulter (Schlüsselbein) geführt wird. Dort läßt man – nun umgekehrt – zwei Drittel des Wassers über die Brust und ein Drittel über den Rücken fließen. Daraufhin geht man über die Brust und den Bauch bis zur Oberschenkelmitte zurück und wechselt nach links, wo die gleiche Prozedur wiederholt wird.

Dauer/Häufigkeit:
Ca. 60 bis 90 Sekunden; einmal pro Woche.

Heilanzeigen:
Kreislaufstörungen (Durchblutung), Stoffwechselstörung, Muskelrheumatismus, Hautkrankheiten (Ableitung über die Haut), Blähungen, Übergewicht.

Gegenanzeigen:
Schwächezustände, Herzkrankheiten.

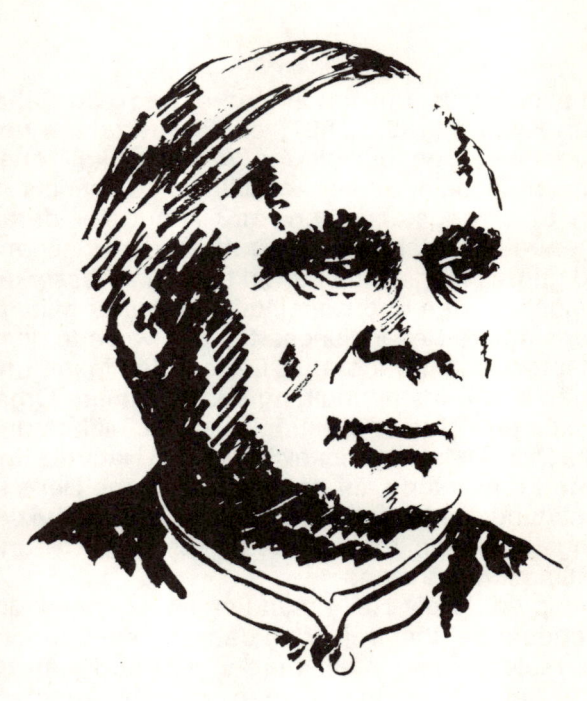

Sebastian Kneipp und seine Kur

Mit allen Wasseranwendungen entwickelte Sebastian Kneipp (1821–1897) ein Heilverfahren von besonderer Genauigkeit und Verträglichkeit, ohne einseitig zu sein. Seiner Ansicht nach entspricht es den Erfahrungstatsachen, daß keine Kur derart regenerierend, abhärtend, kräftigend, erfrischend und gänzlich umstimmend wirkt wie die Wasserkur. Je nach Leiden und Konstitution schuf er mildere oder stärkere Behandlungsarten und variierte dementsprechend Temperatur, Dauer, Häufigkeit und Zusätze. Die Instandhaltung des gesamten Organismus erreichte er mit möglichst natürlichen und einfachen Mitteln, wobei nicht nur der Hautreiz und seine Fernwirkung auf bestimmte Organe Berücksichtigung fand, sondern auch die Wechselbeziehung zwischen bestimmten Heilpflanzen und bestimmten Organen.

Kneipp erfuhr die Heilwirkungen am eigenen Leib. Nachdem bei ihm in jungen Jahren eine Lungentuberkulose festgestellt worden war und ihm die Ärzte keine Hoffnungen mehr machen konnten, geriet ihm wie durch „Zufall" eine für sein gesamtes späteres Leben bedeutsame Schrift des Arztes J. S. Hahn über den „Unterricht von der Heilkraft des frischen Wassers" in die Hände.

In Ermangelung anderer Möglichkeiten behandelte sich der Theologiestudent durch kurze Tauchbäder (ca. drei bis vier Sekunden) bis zum Hals in der eiskalten Donau – als er damit begann, war es immerhin schon November. Die Vorerwärmung erreichte er durch einen zügigen dreiviertelstündigen Marsch bis zum Fluß, die Nacherwärmung erreichte er durch eben diesen Marsch zurück in seine Studentenbude. Damit war für ihn das Grundprinzip klar: Aktive Erwärmung durch Bewegung, kurze Abkühlung, aktive Wiedererwärmung durch Bewegung.

Nach vielen Wiederholungen dieser Prozedur gesundete Kneipp völlig, obwohl in dieser Zeit Lungentuberkulose als unheilbar galt.

Dieser Erfolg und die Erfahrung mit dem eigenen Körper prägten ihn so tief, daß er selbst nach abgeschlossenem Studium und praktischer Arbeit als Pfarrer weiterhin verschiedene Wasseranwendungen an sich erprobte und seine guten Erfahrungen auch anderen zukommen ließ. Erste Erfolge sprachen sich herum, mehr und mehr Patientinnen und Patienten kamen – aber auch das von Ärzten jener Zeit durchgesetzte Behandlungsverbot. Denn gerade im beginnenden Zeitalter der Chemie muteten solche Heilerfolge wie Scharlatanerie an.

Kneipp, der jedoch nicht nur Seelsorger, sondern auch Naturarzt war, ließ sich davon nicht abschrecken und behandelte die ihn um Hilfe Suchenden weiterhin. Die Überzeugung um die Richtigkeit seines Tuns und seine Beharrlichkeit trugen allmählich Früchte, auch in der Form, daß sich nach und nach Ärzte anschlossen und die erste Wasserheilanstalt entstand – der Grundstein für das heutige Bad Wörishofen.

Durch ständiges Praktizieren und Ausbauen der zunächst einfachen und groben Wasseranwendungen zu differenzierten Therapieformen gelang es Kneipp, sich den individuellen Gegebenheiten seiner Patientinnen und Patienten anzupassen und damit größtmögliche Linderung bzw. Heilerfolge zu erzielen. Und deshalb verwundert es nicht, daß – wie schon eingangs erwähnt – die Kneipp-Wassertherapie nicht nur bis heute überlebt hat, sondern weltweit von Bedeutung ist und einen wichtigen Bestandteil der Naturheilverfahren darstellt. Über mehr als hundert Jahre weiter entwickelt, wissenschaftlich erforscht und anerkannt, bewährt sie sich im Alltag vieler Menschen wie in der naturheilkundlichen und ärztlichen Praxis.

Die Idee der Kneippschen Kur und ihre Bedeutung im Alltag

Die Idee der Kneippschen Kur und ihre Bedeutung im Alltag

Von herausragender Bedeutung ist, daß Kneipp die Menschen in ihrer Gesamtheit (Körper, Seele, Geist) sah und davon ausging, daß die Heilung einer Krankheit oder eines Leidens ohne die Mitwirkung der Natur nicht möglich ist. Natürlich stand für ihn fest, daß es unabdingbar ist, die Ursachen aller Störungen aufzufinden – die Behandlung von Symptomen also nicht ausreicht.

Kneipps Kur ist berühmt als Wasserkur, doch wer sich intensiv mit ihr beschäftigt, findet schnell heraus, daß die Wasseranwendungen zwar den wichtigsten Teil darstellen, ohne die übrigen Bestandteile aber nicht zu wirklichem Erfolg führen können: genügend Bewegung – Verwendung der Pflanzenheilkraft (Zusätze zum Wasser, Tees) – gesunde, vollwertige Ernährung (kontrolliert-biologischer Anbau) – eine entsprechende Lebensführung (Einklang von Körper, Seele und Geist).

Körper, Seele, Geist

Die sinnvolle Pflege und Therapie des Körpers zeigt einen wundervollen Effekt auf die seelisch-geistige Verfassung einer Person, und diese wiederum wirkt zurück auf den körperlichen Zustand. Hier wird ein ganzheitliches Konzept erfüllt, denn alles ist letztlich miteinander verbunden, und die Pflege des

144

einen dient der Erhaltung und Belebung des anderen.

Allerdings kann der Körper auf die von außen einwirkenden Reize nur solange sinnvoll antworten, solange er nicht so krank ist, daß der Mechanismus der Selbstheilungskräfte außer Kraft gesetzt ist. Die meisten schweren Krankheiten können jedoch durch entsprechende Wasserbehandlungen günstig beeinflußt werden, sind jedoch unbedingt durch Fachpersonal (Kliniken, Kuren) durchzuführen.

Wie alle Naturerscheinungen ist auch die Krankheit gewissen Gesetzmäßigkeiten unterworfen. Das heißt, der Körper nimmt sie nicht passiv hin, sondern versucht, durch die Aktivierung seiner Selbstheilungskräfte die gesundheitliche Balance auf allen Ebenen (köperlich, seelisch, geistig) wiederherzustellen. Diese ist dann Ausdruck seiner ganzheitlichen Selbsthilfe, zu der er im besten Fall alleine oder gegebenenfalls mit therapeutischer Unterstützung in der Lage ist. Von unschätzbarem Wert sind dabei die Hinterfragung der eigenen Lebensweise, das allmähliche Loslassen alter, schädlicher Strukturen, die Frage nach dem Sinn der Krankheit, nach dem Sinn des Lebens.

Der angewendete Wasserreiz ruft im Organismus zunächst eine Art Störung hervor, die den Körper zu Gegenmaßnahmen veranlaßt. D. h. periphere (Haut, Muskulatur etc.) und später zentrale (Herzhöhle, Bauchhöhle) Veränderungen der Blutverteilung sucht der Organismus auszugleichen und bezieht bei diesem Vorgang die gestörten Funktionen mit ein. Deshalb ist die von Kneipp erkannte und eingeführte individuelle Abstufung der Wasserreize so wichtig. Es ist bereits darauf hingewiesen worden, daß zwischen bestimmten Hautarealen und bestimmten Organen eine Wechselwirkung besteht, z. B. bei: Haut der Unterschenkel → Kleines Becken (Blase, innere weibliche Genitalien, Mastdarm, Prostata), aber auch Nasen-Rachen-Raum (Entkrampfung durch warme, ansteigende Fußbäder oder Anregung der Durchblutung durch kalte Fußbäder).

Haut der Arme → Organe des Brustraums (Herz, Lunge etc.).

Haut im Bereich des rechten Schulterblatts → Leber, Gallenblase.

Haut der Füße → Kleines Becken (häufig verschwindet Ausfluß durch die Beseitigung kalter Füße).

Die Blutüberfüllung des einen Gefäßbereichs (Haut, Gehirn, Muskulatur, Milz, Nieren) bedingt die Blutleere des anderen Gefäßsystems (Magen, Darm, Leber, Gallenblase, Bauchspeicheldrüse, Blase, Unterleib). D. h., die bessere Durchblutung des Gehirns, der Muskulatur, der Milz und Nieren erfolgt bei gleichzeitiger Entlastung der Eingeweidegefäße.

Kneipp praktizierte nicht nur, sondern gab seine Erfahrungen auch gerne weiter – eine unermüdliche Volksbelehrung – und schuf damit eine Reformbewegung mit dem Ziel, den Willen zur Gesunderhaltung zu wecken.

In späteren Jahren gab er seine Werke „Meine Wasserkur", „So sollt ihr leben" und „Mein Testament und Codizil" heraus. Seine Erfindung sind die Güsse (Gießverfahren), sein Verdienst die Teilanwendungen und eine seiner Neuerungen das Nichtabtrocknen zur Verstärkung und Verlängerung der Reaktion. Durch die Aufteilung des Körpers in verschiedene Bereiche und deren gezielter

Behandlung kann durch eine geschickte Zusammenstellung der Anwendung eine größere Gesamtwirkung erreicht werden als durch eine einmalige Ganzanwendung. Und damit erklärt sich, weshalb es über hundert hydrotherapeutische Kneipp-Anwendungen gibt. Die in diesem Büchlein aufgezeigten machen davon ca. zwei Drittel aus und beziehen sich auf die zu Hause durchführbaren.

Im folgenden sollen die wichtigsten Anwendungen mit ihren wesentlichen Charakteristika nochmals kurz zusammengefaßt werden:

Güsse:
Es handelt sich um die sogenannten einfachen Güsse (im Gegensatz zu den Blitzgüssen, die in der Regel nicht zu Hause vorgenommen werden können); typisch ist der fast drucklose, gleichmäßig fließende Wasserstrahl, der flächenhaft und mantelförmig den zu begießenden Körperteil umhüllt; Gießschlauch mit 1,5 bis 2 cm lichtem Durchmesser; je nach Anwendung kaltes, warmes oder heißes Wasser.

Dämpfe:
Typisch ist hier, daß Wasser in Form von Dampf auf die einzelnen Körperteile oder den gesamten Körper geleitet wird; Dämpfe sind im Hausgebrauch mit einfachen Mitteln herstellbar; Teildämpfe sind besonders für Kranke geeignet; bei Volldämpfen ist die Leistungsfähigkeit des Kreislaufs zu beachten.

Bäder:
Die Einteilung der Bäder erfolgt in Teilbäder (Halbbad, Fußbad etc.) und Vollbäder; eine weitere

Unterscheidung innerhalb dieser Kategorien ist die in einfache Bäder (mit relativ konstanter Temperatur: kalt, warm, heiß), in Wechselbäder (Wechsel von der kalten in die warme Wanne und umgekehrt), in ansteigende Bäder (im Laufe des Bades allmähliche Temperaturerhöhung) und absteigende Bäder (im Laufe des Bades allmähliche Temperatursenkung).

Wickel:
Typisch für den Wickel ist, daß alle drei verwendeten Wickeltücher den gesamten jeweiligen Körperteil umhüllen; es wird zwischen einem Innen-, einem Zwischen- und einem Außentuch (oder Decke) unterschieden; das nasse Innentuch besteht aus grobem Leinen, das trockene Zwischentuch ist aus luftdurchlässigem Leinen und etwas größer als das nasse Innentuch, aber auch ca. zwei bis drei Zentimeter breiter als das anschließende Wolltuch/Wolldecke, das also zwar länger, aber etwas schmäler als das Zwischentuch ist; das verwendete Wasser kann kalt, warm oder heiß sein, unvermischt oder versehen mit Zusätzen wie Kräuter, Essig, Salz, Lehm (Heilerde), Kleie, Molke, Quark etc. Je nach Anwendung können die Wickeltücher klein, mittelgroß oder groß sein; vor jeder Prozedur sollen die Wickeltücher entsprechend ihrer korrekten Reihenfolge bereitgelegt werden; das Innentuch darf nicht tropfen; es wird so um den zu wickelnden Körperteil gelegt, daß es fest, aber nicht zu eng anliegt; auf keinen Fall dürfen zwischen Körper und Tuch Lufträume oder unbedeckte Stellen sein; daran anschließend erfolgt die Umwicklung mit dem trockenen Zwischentuch, das so fest wie möglich anliegen soll,

jedoch zu keiner Abschnürung von Gefäßen oder Behinderung der Atmung führen darf; es überragt das Innentuch ganz und das Außentuch an der Breitseite um ca. zwei bis drei Zentimeter; dieser überragende Teil wird am Schluß, nachdem das Wolltuch/Wolldecke umwickelt wurde, an dessen Rändern umgeschlagen.

Auflagen:
Die Auflagen stellen eine Abwandlung der Wickel dar, wobei die charakteristische Unterscheidung die ist, daß das nasse Innentuch nur einen bestimmten Bereich des betreffenden Körperteils bedeckt, das Zwischentuch und das Außentuch jedoch ganz herumgewickelt werden.

Packungen:
Packungen stellen wiederum Sonderformen der Auflagen dar, deren gebräuchlichste Arten der Heu(blumen)sack, die Lehmpackung und die Quarkauflage sind; der Heusack ist in Apotheken erhältlich und wird entweder auf dem Lattenrost über einem Dampftopf erhitzt oder zum Erhitzen in einen Topf gelegt, in dem er mit kochendem Wasser übergossen und zugedeckt ca. zehn bis 15 Minuten stehen bleibt; die Lehmpackung besteht aus einem dicken salbenartigen Lehmbrei, der auf einen Leinenlappen von der Größe der zu behandelnden Stellen aufgebracht oder direkt auf die betreffende Hautstelle gestrichen wird; wie beim Wickel folgen Zwischen- und Wolltuch; die gleiche Prozedur ergibt sich bei der Quarkauflage, bei der Quark mit etwas Milch und einigen Tropfen Essig zu einer dicken Salbe verarbeitet und auf das Leinentuch aufgetragen wird.

Waschungen:

Es handelt sich bei den Waschungen um Heilwaschungen, die leichte Anwendungen darstellen und grundsätzlich mit kaltem Wasser vorgenommen werden (Ausnahmen: Schwerkranke, besonders Empfindliche etc.); mit einem mehrfach gefalteten, grobporigen und nicht zu stark ausgedrückten Leinentuch wird mit gleichmäßigem Druck auf die Haut eine dünn verteilte Wasserschicht aufgetragen (nur streichen, nicht reiben).

Wassertreten:

Das kalte Wasser muß bis knapp unter die Knie reichen (hochgekrempelte Hosen dürfen nicht einschneiden); beim Treten des Wassers wird jeweils ein Bein ganz aus dem Wasser gehoben, so daß Luft die Fußsohlen berührt.

Zusätze:

Dem Wasser können zur Reizintensivierung oder Reizabschwächung verschiedene Zusätze beigefügt werden, die entweder aus Abkochungen von Kräutern (wie z. B. Heublume, Eichenrinde, Zinnkraut, Kamille, Arnika, Thymian, Schafgarbe, Lavendel, Rosmarin, Kalmuswurzel, Melisse, Baldrian, Fichtennadeln, Haferstroh etc.) oder aus Zugaben von Salz, Essig, Holzasche, Schwefel, Moorlauge, Lehm (Heilerde), Kleie, Molke, Quark etc. bestehen.

Die Apotheke Kneipps

Die Apotheke Kneipps

Sebastian Kneipp wurde vor allem durch seine Wasserkuren berühmt, aber als Naturarzt beschäftigte er sich natürlich auch mit anderen, der Gesundheit dienenden Aspekten. Einer davon war seine sogenannte Apotheke, um die er kein Geheimnis machte und die er in seinem Buch „Meine Wasserkur" ausführlich darstellte. Hier geht es um das gleiche Prinzip wie bei den Wasseranwendungen, nämlich – auf pflanzlicher Basis – ungesunde, krank machende Stoffe zu lösen und auszuleiten sowie den Organismus zu kräftigen. Und auch hier taucht wieder das Prinzip der gemäßigten Behandlung auf – wie ein Übermaß der Wasseranwendungen so verdirbt auch ein Übermaß an Heilmitteln die gesundende Wirkung.

Kneipps Hausapotheke bestand aus vier Hauptabteilungen bzw. Hauptfächern und aus zwei oder auch mehr Nebenfächern. Die Hauptfächer enthielten Tinkturen, Teesorten, Pulver und Öle, die Nebenfächer sonstiges Zubehör einschließlich reiner Leinen- und Baumwolltücher. Das Ganze sollte sich an einem kühlen, trockenen und gut erreichbaren Ort im Haus befinden – so seine Empfehlung. Die im folgenden aufgeführten Mittel betreffen die kleine Hausapotheke.

Die Tinkturen

Hier handelte es sich um die starken Auszüge (Heilsäfte) von Pflanzen wie Arnika bzw. Bergwohlverleih (Arnica montana), Enzian (Gentiana lutea), Heidelbeeren (Vaccinium myrtillus), Rosmarin (Rosmarinus officinalis), Wacholderbeeren (Juniperus communis), Wegwarte (Cichorium intybus) und Wermut (Artemisia absinthium).

Die besten Pflanzen wurden im Schatten getrocknet, dann klein geschnitten, in gut verschließbare Flaschen oder Glasbehälter gefüllt, mit Kornbranntwein aufgefüllt und gut verschlossen. Im Notfall können sie schon nach wenigen Tagen Lagerung, ansonsten jedoch nach mehreren Wochen oder Monaten benützt werden. Je länger sie lagern, desto intensiver sind sie.

Tinkturen werden in der Regel nur tropfenweise verwendet.

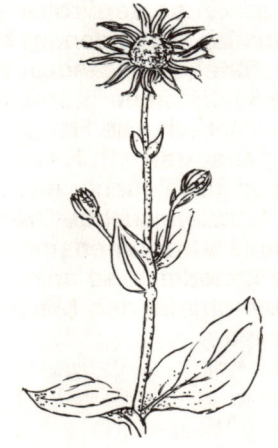

Arnika

Die Teesorten

Zu Zeiten Kneipps wurden die Kräuter allgemein noch gesammelt und dann entsprechend getrocknet, aufbewahrt (in festen Papiertüten bzw. Schachteln) und bei Bedarf verwendet. Besonders bevorzugt wurde, was auf trockenem Grund oder gar an sonnigen Berghängen wuchs; doch auch was im Gras oder dem Gemüsegarten, am Haus oder an der Scheune stand. Gesammelt wurde in der schönsten Blütezeit. Wir kaufen unsere Tees und Kräutlein heute meist in Apotheken, Reform- oder Kräuterhäusern.

In Kneipps Apotheke handelte es sich um Pflanzen wie Angelika bzw. Wald-Engelwurz (Angelica silvestris), Anserine bzw. Gänsefingerkraut (Potentilla anserina), Attich bzw. Zwergholunder (Sambucus ebulus), Augentrost (Euphrasia officinalis), Baldrian (Valeriana officinalis), Bitterklee bzw. Sumpfklee (Menyanthes trifoliata), Brennessel (Urtica dioica), Dornschlehblüten (Prunus spinosa), Eibisch (Althaea officinalis), Eichenrinde (Quercus robur), Erdbeeren (Fragaria vesca), Hagebutten (Rosa canina), Holunder (Sambucus nigra), Huflattich (Tussilago farfara), Johanniskraut (Hypericum perforatum), Kamille (Matricaria chamonilla), Lindenblüten (Tilia grandifolia und parvifolia Ehrh.), Lungenkraut (Pulmonaria off.), Malve bzw. Stockrose (Althaea rosae), Minze bzw. Pfeffer- und Wasserminze (Mentha piperita und Mentha aquatica), Mistel (Viscum album), Raute (Ruta graveolens), Rosmarin (Rosmarinus officinalis), Salbei bzw. Gartensalbei (Salvia officinalis), Schafgarbe (Achillea millefolium), Schlüsselblume (Primula officinalis), Spitzwegerich (Plantago lanceolata),

154

Tausendgüldenkraut (Erythraea centaurium), Veilchen (Viola odorata), Wacholderbeeren (Juniperus communis), Waldmeister (Asperula odorata), Wegwarte (Cichorium intybus), Wermut (Artemisia absinthium), Wollkraut bzw. Wetterkerze (Verbascum Schraderi Meyer), Zinnkraut bzw. Ackerschachtelhalm (Equisetum arvense).

Bei der altbewährten Zubereitung wurden für eine Tasse Tee drei Finger voll getrocknete Kräuter in ein Gefäß gegeben, mit sprudelndem Wasser aufgegossen, einige Minuten aufgekocht und dann abgeseiht. Dies ergab einen leichten Tee mit äußerst feinem Geschmack. Kneipp selbst kochte die gesammelten Kräuter längere Zeit ab, so daß sie völlig ausgezogen waren und im Sud die gesamten Heilkräfte enthalten waren. Die Menge und Art der Einnahme richtete sich dann ganz nach der jeweiligen Krankheit.

Heute kann man die Kräuter in der Apotheke fertiggemischt kaufen, sie müssen nach Packungsanweisung zubereitet werden.

Die Pulver

Die Pulver der Kneipp-Apotheke wurden von Wurzeln, Blättern, Körnern oder Beeren von Heilpflanzen gewonnen, die im Schatten getrocknet, zerrieben oder mit dem Mörser zerstoßen wurden. Es handelte sich dabei um Pflanzen wie Aloe (Aloe arborescens), Angelika (Angelica silvestris), Attich (Sambucus ebulus), Augentrost (Euphrasia officinalis), Baldrian (Valeriana officinalis), Fenchel (Foeniculum officinale), Huflattich (Tussilago farfara), Kampfer (Camphora), Leinsamen (Linum usita-

tissimum), Minze, Pfeffer- und Wasserminze
(Mentha piperita und Mentha aquatica), Salbei
(Salvia officinalis), Wermut (Artemisia absinthium).
Die gewonnenen Pulver wurden in gut verschließ-
baren Gefäßen aufbewahrt und teilweise wie
ein Gewürz unter Speisen und in Getränke
gemischt, so daß sie beispielsweise nicht als (vielleicht besonders bitterer) Tee getrunken werden
mußten.

Die Öle

Soweit die Öle nicht aus der Apotheke besorgt wurden, gab es je nach Krankheit spezielle Angaben
zu ihrer Bereitung. Unter anderem stammten sie
von Pflanzen wie Anis (Pimpinella anisum), Fenchel
(Foeniculum officinale), Kampfer (Camphora),
Raute (Ruta graveolens), Wacholderbeeren (Juniperus communis), aber auch von Mandeln, Nelken
und Lavendel (das sogenannte Spiköl).
Bekannt war auch das sogenannte Ausschei-
dungsöl („Maiefizöl"), eine Mischung aus Kroton-
und Lorbeeröl, das – nur äußerlich angewendet –
gründlich, aber völlig unschädlich dem Körper
Giftstoffe entzieht und beispielsweise in Form von
Eiterbläschen ausscheidet.

Sonstige Heilpflanzen

Neben den oben aufgeführten Pflanzen verwende-
te Kneipp auch:
Agave (Agave americana – Magen, Darm, Leber,
Gelbsucht), Bockshornklee (Trigonella foenum gra-

ecum – Fieber, Halsentzündungen, zum Auflösen von Geschwülsten und Geschwüren), Enzian (Gentiana lutea – großes Magenmittel: Magendrücken, aufgetriebener Magen, Aufstoßen, Sodbrennen), Hafer (Avena sativa – innere Hitze, Rekonvaleszenz, Übersäuerung des Organismus, also besonders bei Gicht und Rheuma) und viele andere.

Hier nochmals ein genauerer Blick auf:

Anis: Dient noch besser als Fenchel der Darmentlüftung, ist sehr gut als Perioden- und Wehenanregungsmittel geeignet und mit Spitzwegerich und Huflattich (den sogenannten Lungenkräutern) sehr gut lösend bei zähem Bronchialkatarrh und Krampfhusten.

Baldrian: Wirkt über das Großhirn und beeinflußt das Nervensystem, indem er beruhigend auf seelische Erregungszustände wirkt sowie gegen Schlaflosigkeit als Folge von Übermüdung und Erschöpfung, aber auch gegen Kopfschmerzen und Krampfzustände.

Brennessel: Als blutreinigende Pflanze hinreichend bekannt, löst auch Bronchial- und Lungenverschleimungen.

Dornschlehblüten: Sind ein harmloses, aber effektives Abführmittel (drei Teelöffel auf eine Tasse Wasser eine Minute lang sieden und drei bis vier Tage lang täglich eine Tasse davon trinken).

Johanniskraut: Früher wegen seiner vielfältigen Wirkungen auch Hexenkraut genannt, ist nicht nur ein beruhigendes und seelisch ausgleichendes Mittel, sondern nach Kneipp auch gegen leichte Verschleimungen des Brust- und Lungenbereichs und nach längerem Gebrauch kräftigend für die weiblichen Unterleibsorgane sowie wirksam gegen das Bettnässen. (Vier Teelöffel Blüten und Blätter auf eine Tasse Wasser, kurz aufkochen und täglich morgens eine Tasse warm trinken, bis Besserung eintritt.)

Schlüsselblume: Hier zählt nur die dunkelgelbe Sorte, die bei Gliederkrankheiten besonders wirksam sein und bei täglich einer Tasse Tee über längere Zeit getrunken zu völliger Schmerzfreiheit führen soll.

Veilchen: Sehr wirksam bei durch Gas- und Giftstoffansammlung im Verdauungstrakt bedingter Atemnot, bei Kopfschmerzen und großer Hitze im Kopf, Mandelentzündung, aber auch starkem Husten und Keuchhusten. (Zwei Teelöffel Blüten und Blätter in zwei Tassen Wasser kurz kochen; die Wurzel drei bis vier Stunden kalt ausziehen lassen und mit dem Sud vermischt täglich drei bis vier Tassen trinken. Kinder erhalten im akuten Fall stündlich einen Eßlöffel voll.)

Wegwarte: Die Pflanze wird auch Sonnenwirbel genannt, da sie ihre Blätter immer der Sonne zudreht. Die gesundheitlichen Wirkungen sind aufgrund der Bitterstoffe Anregung des Appetits, der Drüsen-, Darm- und Nierentätigkeit sowie Entstauungen im Bereich der Pfortader, Leber, Milz und Hämorrhoiden.

Einige Besonderheiten nach Kneipp

Auch wenn nicht direkt zur Kneippschen Hausapotheke gehörend, soll hier doch auf einige heil-
wirksame Empfehlungen eingegangen werden.

Die „Kraftsuppe" – eine Brotsuppe

Eine Suppe der besonderen Art, die nicht nur sehr
gute Nährstoffe enthält, sondern auch äußerst einfach zuzubereiten ist. Kneipp empfiehlt sie aufgrund
ihrer leichten Verdaulichkeit besonders für
schwächliche Kinder und Jugendliche – insbesondere bei Anämie: sie vermehrt und verbessert das
Blut –, aber auch für alte Menschen.
Zubereitet wird die Suppe aus dunklem Vollkorn-
roggen-Brot, das alle im ganzen Korn enthaltenen
Vitalstoffe enthält. Nachdem es in kleine Stücke
geschnitten und auf einem Blech verteilt wurde,
trocknet man es im heißen Ofen. Danach zerstößt
man es mit einem Mörser zu einem groben Pulver,
das je nach Bedarf in etwas siedende Milch (zwei
bis drei Eßlöffel) oder siedendes Wasser (mit etwas
Rindsschmalz) eingerührt und leicht gewürzt wird.
Eine Suppe, die sich auch heute aus Vollkornbroten
(mit Getreide aus biologisch-kontrolliertem Anbau)
herstellen läßt und sicherlich von ähnlichem Wert
ist wie damals.

Die Heublumen

Um es gleich vorwegzunehmen, Kneipp kannte den
heute bekannten Heusack bzw. Heublumensack (in

DIE APOTHEKE KNEIPPS

Apotheken erhältlich) nicht – doch geht dieser auf ihn zurück. Kneipp empfahl die Verwendung von Heublumen, bei denen es sich um die Samen, Blüten und Blätter verschiedenster Gräser und Blumensorten im Heu handelt. Sie wurden nicht nur dem Badewasser und dem Wasser für die Dämpfe hinzugefügt, sondern auch den Wickeln. Ihr Gehalt an ätherischen Ölen und sonstigen wertvollen Substanzen machen die dabei freigesetzte Heilwirkung aus. Hier ist anzumerken, daß es heute natürlich auch entsprechende Badeextrakte gibt, die dem Wasser auf einfachere Weise zugesetzt werden können und zudem aufgrund schonenderer Verfahren einen höheren Gehalt an ätherischen Ölen aufweisen.

Akute Beschwerden wie Ischiasbeschwerden („Hexenschuß"), aber auch chronische Schmerzen ließen sich, wie Kneipp feststellte, gut mit den Heublumen behandeln. Kneipp erkannte außerdem die guten Wirkungen der Heublumen auf den Stoffwechsel und behandelte mit ihnen Grieß- und Steinleiden, Gicht, Rheumatismus, steife Gelenke, aber auch Sehnenscheiden- und sonstige Entzündungen, Furunkel, Verhärtungen und Schwellungen (Auflösung und Ausleitung der dort angesammelten krankhaften Stoffe) sowie Koliken und überhaupt Krankheiten des Magens, Darms, der Nieren und Gallenblase. Er hatte auch gute Erfolge bei Blutvergiftungen, Blutstauungen, Wassersucht und nicht zuletzt bei der Behandlung des weiblichen Unterleibs.

Ähnlich wirkte auch die Verwendung von Haferstroh, das in Wasser ausgekocht wurde und besonders bei schwachen und nervösen Personen angesagt war.

Menge und Zubereitung der Heublumen:
Vollbad: Dreiviertel bis ein Kilogramm.
Halbbad: Ein Drittel bis ein halbes Kilogramm.
Sitzbad: Ein Viertel Kilogramm.
Arm- und Fußbad: Drei bis vier Hände voll.
Die jeweilige Menge Heublumen wird in kaltem Wasser angesetzt; dieses wird zum Kochen gebracht und alles etwa eine halbe Stunde sieden gelassen.

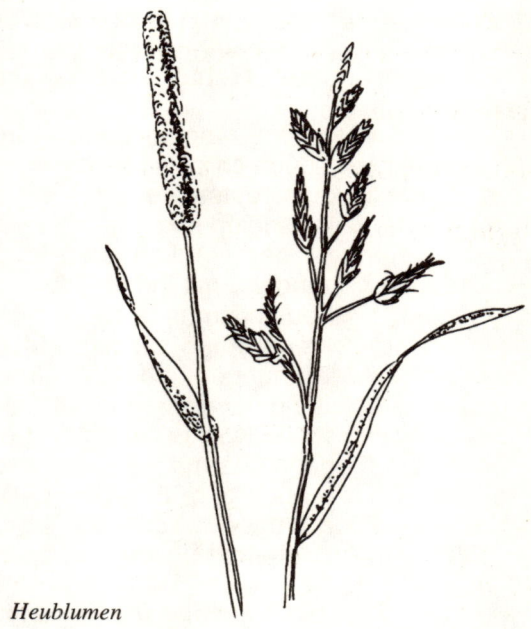

Heublumen

Kneipps weitere Vorbedingungen und Mittel zur Erhaltung der Gesundheit

Kneipps weitere Vorbedingungen und Mittel zur Erhaltung der Gesundheit

Wie bereits ausführlich dargestellt, basierte Kneipps Therapie auf den Anwendungen von Wasser (**„Hydrotherapie"**) und Pflanzen (**„Phyto-therapie"**) mit einem breiten Heilspektrum, die vielfach die Einnahme von chemisch aufbereiteten Medikamenten reduzieren halfen bzw. teils ganz unnötig machten.

Doch wäre sein Wirken nicht ganzheitlich gewesen, hätte er nicht noch andere wichtige gesundende bzw. gesunderhaltende Maßnahmen erkannt und angewendet. So setzte er sich auch mit dem Thema Ernährung (**„Ernährungstherapie"**) auseinander, indem er unablässig auf die Bedeutung einer natürlichen und ausgewogenen Ernährung hinwies und dafür Ratschläge gab. Denn: Auch über die richtige Ernährung können Krankheiten gelindert oder unter Umständen auch beseitigt werden. So kam Kneipp zu dem Ergebnis, daß möglichst frisch gegessene Früchte, Gemüse und Salate dem Verzehr von Fleisch vorzuziehen seien, ohne daß auf dieses ganz verzichtet werden müsse. Dies ist heute nicht nur genau so wichtig in Bezug auf die Zusammenstellung basenbildender und säurebildender Nahrungsmittel (ausgewogen = ca. 75 % zu 25 %), sondern von noch weit größerer Bedeutsamkeit in Anbetracht einer sich ständig vergrößernden, industriell hergestellten Nahrungsproduktpalette. Ganz wichtig ist es demnach, heute darauf zu achten, wo, wie und von wem die Nahrungsmittel (im besten Fall die Lebensmittel) stammen, wobei ernsthaft Interessierte immer wieder auf den kontrolliert-biologischen Anbau namhafter Hersteller stoßen sowie auf deren absolut artgerechte Tierhaltung.

Kneipp setzte sich aber nicht nur mit der Nahrung, den Speisen an sich, auseinander (die er jedoch lediglich in eiweißreiche, eiweißarme und eiweißfreie Nährmittel einteilte – eine heute unhaltbare Sicht, da wir ein viel umfassenderes Wissen allein schon über die Bedeutung der Vitalstoffe – Vitamine, Mineralstoffe, Spurenelemente, Enzyme, ungesättigte Fettsäuren, Faserstoffe, Aromastoffe – bei Nahrungsmitteln haben).

Er befaßte sich auch mit damals wie heute bedeutsamen Aspekten der Zusammensetzung des Essens und betonte die Wichtigkeit der Frischkost aus Gemüse und Obst. Er gab der vegetarischen Kost vor dem Fleischgenuß – der mäßig sein sollte – den Vorzug. Die schädlichen Wirkungen einer einseitigen Verwendung tierischer Fette waren ihm ebenso bekannt wie die des all seiner wertvollen Inhaltsstoffe beraubten, fein vermahlenen Weißmehls.

Moderne ernährungswissenschaftliche Erkenntnisse führen nur fort, was Kneipp zu seiner Zeit schon wußte. Heute gilt als Faustregel: Ein Drittel Rohkost und zwei Drittel schonend gegarte Kochkost. Was die Einteilung der Mahlzeiten betrifft, so läßt sie sich auf die alte Formel bringen: Morgens reichlich, mittags gut, abends mäßig – wobei die

Abendmahlzeit nicht zu spät genommen werden sollte. Von unschätzbarem Wert sind zu gewissen Zeiten eine Nahrungseinschränkung (Teilfasten) oder gar eine völlige Nahrungsenthaltung (Vollfasten). Sie dienen im gegebenen Fall einer erforderlichen Gewichtsreduktion sowie der Entschlackung des gesamten Organismus.

Ein weiteres Element der therapeutischen Behandlung Kneipps ist die Auseinandersetzung mit dem Einfluß des natürlichen Lichts sowie der Bewegung auf den menschlichen Organismus (**„Bewegungstherapie"**). Aktive Bewegung wie körperliche Arbeit, Gymnastik/Heilgymnastik, Tanzen, Wandern, Radfahren, Schwimmen und ähnliches, aber auch passive Bewegung durch unterschiedliche Massagen einschließlich der Unterwassermassage kurbeln den Kreislauf der Körperflüssigkeiten wie Blut und Lymphe an, führen dadurch zur verbesserten Versorgung und Entsorgung des Organismus, lösen Verspannungszustände und verbessern insgesamt die Leistungsfähigkeit der einzelnen Organe und Organsysteme. Das heißt mit anderen Worten, daß bei zuviel sitzender und einseitiger Lebensweise eben genau diese Aktivierung des gesamten Organismus fehlt und viele Körperteile zur Untätigkeit verdammt sind, so daß die Versorgung vieler Organe in Mitleidenschaft gezogen ist. Infolge einer Überlastung durch Kopftätigkeit kommt es zur starken Durchblutung des Kopfes und damit zu einem erhitzten Kopf und zu kälter werdenden Extremitäten wie die Füße, also zu Blutstaus mit der Folge von starkem venösem Blutandrang und unter anderem daraus resultierenden Adererweiterungen (Krampfadern, Hämorrhoiden). Des weiteren ist das Herz durch den ungeregelten Blutkreislauf äußerst stark beansprucht und kann dies nur für eine bestimmte Zeit verkraften – ganz abgesehen von den sonstigen Belastungen eines sogenannten modernen Lebens durch Streß, Umweltbelastungen, Elektrosmog, allgemeine und besondere Lebensängste und ähnliches.

Nach Meinung Kneipps reicht bloßes Spazierengehen der üblichen Art nicht aus – es ist wohl eine Erholung für den Geist und verbesserte Sauerstoffversorgung der Lunge –, aber im Sinne einer Organanregung nur eine Übung der Beine und Füße im Tragen des übrigen Körpers. Sicher ist Spazierengehen mehr als Nichtspazierengehen, aber auf Dauer keine wirksame, zur Ausleitung von Krankheitsstoffen führende Betätigung. Es ist also zumindest ein schnelleres Gehen angesagt in einem schwierigeren, den gesamten Körper fordernden Gelände (Berganstieg etc.).

Nicht zuletzt noch ein Wort zum ordnenden Prinzip der ausgewogenen An- und Entspannung (**„Ordnungstherapie"**). So, wie eine ständige Unterforderung zu einer allmählichen Schwächung auf der körperlichen wie seelisch-geistigen Ebene führt, endet eine ständige Überforderung in einer allmählichen Erschöpfung. Es geht also um die Ausgewogenheit von Aktivität (Reiz) und nachfolgender Entspannung, wobei die sogenannte Reizstärke dem jeweiligen Gesamtzustand entsprechen muß. Hier handelt es sich letztlich um die Erreichung eines natürlichen Lebensrhythmus und damit einer natürlichen Balance und ausgewogenen Harmonie.

Mit Pfarrer Kneipp durchs ganze Jahr

Mit Pfarrer Kneipp durchs ganze Jahr

Januar: Erkältungen bekämpfen

So äußert sich Pfarrer Kneipp über die Anwendung von natürlichen Heilmitteln:

»Bei allen Warmwasserbädern benutze ich nie oder höchst selten Warmwasser allein, ich mische stets Absud von verschiedenen Heilkräutern bei.«

Ist eine Erkältung eingetreten, wirkt Eukalyptus mit seinen ätherischen Ölen fiebersenkend und beruhigend. Öl-Spezialauszüge entfalten einen sehr angenehmen und erfrischenden Duft und eignen sich bevorzugt als Badezusatz oder für die Inhalation.

Heißanwendung bei Erkältungen nach Kneipp:

Gesichtsdampf (siehe S. 38)

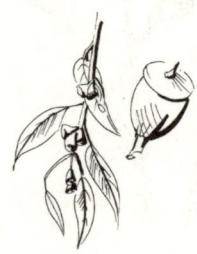

Eukalyptus

Februar: Stoffwechsel verstärken

Kneipp hat die Heublumen in seiner Heiltradition populär gemacht. In seiner Heimatregion, auf den Wiesen und Weiden des Allgäus, gedeihen Gräser in üppiger Fülle, deren Ablagerungen als Heublumen bezeichnet werden. Es ist insbesondere das Ruchgras, das wie der Waldmeister und Honigklee den wohlriechenden Stoff Kumarin entwickelt. Dieser dringt durch die Haut in den Körper ein und wirkt anregend auf das Bindegewebe und die Nerven.

Wohltuend für das Stoffwechselgeschehen:

Heublumen-Vollbad (siehe S. 134)

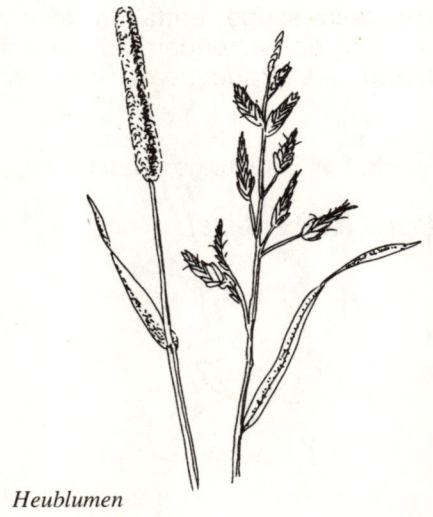

Heublumen

März: Die Haut schützen

Der Ölextrakt der Ringelblume (Calendula) enthält die Wirkstoffe Zinkoxid und Vitamin E als wasserfreie, hautfreundliche Fettgrundlage. Eine Heilsalbe aus Ringelblumenöl schützt also die Haut und beugt Entzündungen vor. Dazu Pfarrer Kneipp:

»Die Ringelblume ist eine Heilpflanze ersten Ranges. Für Geschwüre und auch bei Flechten ist die Calendula ausgezeichnet. Man macht eine Calendula-Salbe und streicht sie auf die kranke Stelle«.

Rauhe Haut mit Ringelblumensalbe einreiben. Bei Wunden, Hauterkrankungen und Geschwüren:

Handwickel (siehe S. 71)

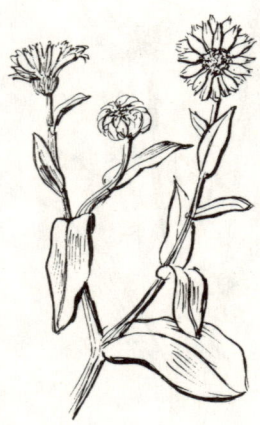

Ringelblume

April: Entzündungen hemmen, Wunden heilen

Die Kamille bezieht ihre Heilkraft aus drei Eigenschaften, die sie zu einer bedeutenden Heilpflanze machen. Sie wirkt entzündungshemmend, krampflösend und wundheilungsfördernd. Kamillenextrakt ist ein altbewährtes Mittel sowohl bei der Behandlung von Entzündungen und Wunden als auch gegen Magen- und Darmkrämpfe. Spülen und Gurgeln mit Kamillenblütentee erweist sich als wirksam gegen Schleimhautentzündungen im Mund und Rachenbereich.

Kneippsche Wasserkur zur Behandlung von Entzündungen:

Armwickel (siehe S. 68)

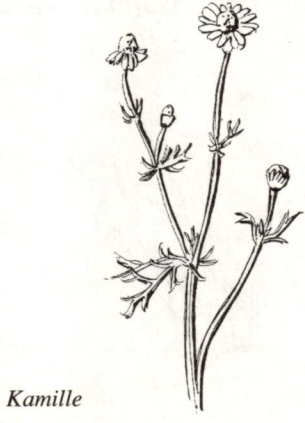

Kamille

173

Mai: Galle und Leber unterstützen

Für Leberkranke ist der Löwenzahn zu empfehlen. Dazu Kneipp:

»Überall wächst der Löwenzahn auf unseren Feldern und auch als Unkraut in unseren Gärten.«

Seit altersher nimmt diese Pflanze einen festen Platz in der Heilkunde ein. Die jungen Blätter des Löwenzahns schmecken gut im Frühlingssalat oder, zerkleinert, mit anderen Kräutern als Brotaufstrich. Der Löwenzahn regt insbesondere die Funktion der Leber und Nieren an und wirkt förderlich bei der Behandlung von Leber-Galle-Erkrankungen sowie Gallensteinleiden.

Kneipp-Kur mit Löwenzahn:

Teezubereitung mit Löwenzahn (siehe S. 154)

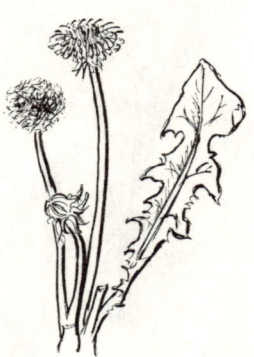

Löwenzahn

Juni: Nerven beruhigen

Die Inhaltsstoffe der Baldrianwurzel tragen zur Stärkung des Zentralnervensystems bei und werden als Beruhigungsmittel bei Nervosität, Unruhe oder Schlaflosigkeit verabreicht. Bei diesen Zuständen ist eine kurmäßige Einnamhe über mehrere Wochen von Bedeutung.

»Der Baldrian ist das bevorzugte pflanzliche Mittel zur Beruhigung der Nerven. Der hauptsächlichste Fehler ist jedoch der, daß von Baldrian vielfach zu geringe Mengen genommen werden. Man kann und muß ihn reichlich zu sich nehmen.«

Wasseranwendungen zur Beruhigung und Entspannung:

Warmes Vollbad mit Abgießung (siehe S. 132)

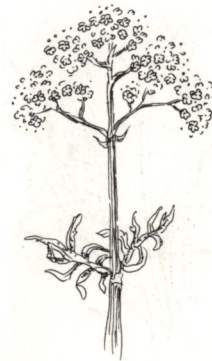

Baldrian

Juli: Magen-/Darmtrakt stärken

Ähnlich wie das Spik-Öl des Lavendels weist der Kümmel eine Reihe von Eigenschaften auf, die ihn zu einem der besten Mittel gegen Gasauftreibungen des Körpers und Blähungen machen. Es sind seine ätherischen Öle, die sehr gut dem Kamillentee zugesetzt und als Kümmeltee getrunken werden können. Selbst bei akuten Gaskoliken zeigt der Kamillen-Kümmel-Tee Wirkung.

»Der Kümmel ist nicht nur ein beliebtes Gewürze, sondern auch ein geschätztes Heilmittel.«

So Pfarrer Kneipp.

Anwendung bei Blähung und Magenkrampf:

Leibauflage (siehe S. 77)

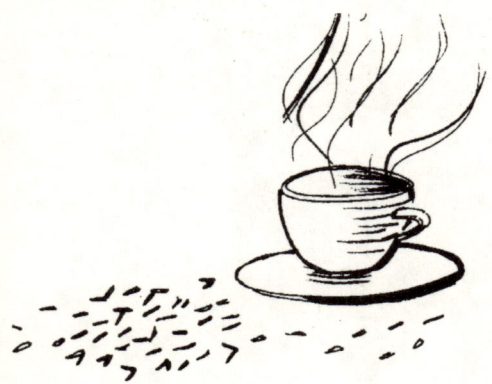

Kümmeltee

August: Gegen Überregung des vegetativen Nervensystems wirken und Schweiß hemmen

Den kleinen, bläulichen Blüten des Gartensalbei entströmt ein markanter Geruch, den die ätherischen Öle in den Blättern dieser uralten und bewährten Heilpflanze entfalten. Mit den Gerbstoffen und mehreren anderen Substanzen bilden sie eine Fülle von Wirkstoffen, deren wichtigste schweißhemmend wirkt. Die Einnahme von Salbei tritt einem überregten vegetativen Nervensystem ebenso entgegen wie starken Schweißausbrüchen.

Wasseranwendungen gegen Schweiß nach Kneipp:

Waschungen (siehe S. 110)

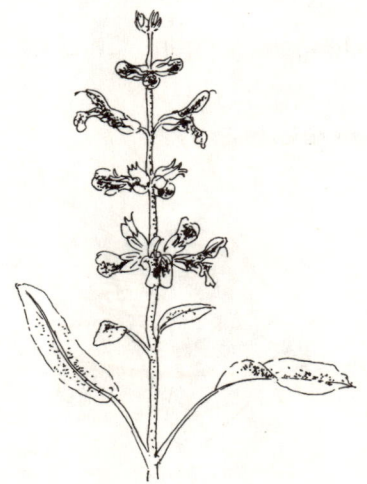

Salbei

September: Haut- und Gelenkerkrankungen behandeln

»Der Lehm ist ein ausgezeichnetes Hausmittel, welches viel zu wenig erkannt und beachtet wird. Lehm zieht aus den kranken Stellen alle feuchten, flüssigen Stoffe aus.«

Gereinigter Lehm und Ton haben unter der Bezeichnung Bolus oder Heilerde in Kneipps Heilkunde ihren festen Platz. Während der feine Bolus nur innerlich angewendet wird, können wir uns zur äußerlichen Anwendung der Natur bedienen. Lehmaufschläge wirken entzündungshemmend, ob bei Hautunreinheiten, kranken Gliedern oder Blutergüssen und starken Schwellungen infolge von Verletzungen.

Heilanwendungen gegen Entzündungen und Verletzungen:

Lehmwickel (siehe S. 112)

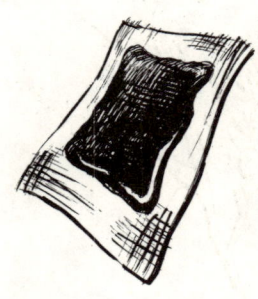

Lehmwickel

178

Oktober: Rheumatismus bekämpfen

»Als Räucherwerk verbreitet der Wacholder in Zimmern und Gängen angenehmen Geruch und verbessert die Luft.«

Damit nennt Kneipp nur eine Eigenschaft des Wacholders, die vor allem die Sinne anspricht. Den ätherischen Ölen der Wacholderbeere kommt insbesondere für den Stoffwechsel eine anregende und stärkende Wirkung zu. Mit einer Wacholderkur werden chronisch rheumatische Zustände behandelt. Gerade vor den Wintermonaten bietet sich eine solche Kur an.

Wasseranwendung bei Rheumatismus:

Halbbad (siehe S. 87)

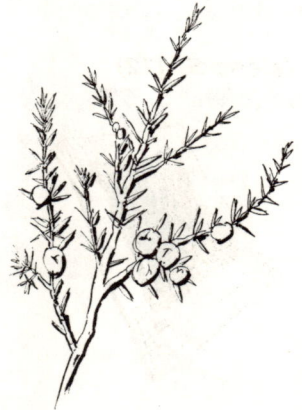

Wacholder

November: Den Kreislauf stärken

*»Ein Sträußchen von Rosmarin darf am Hochzeits-
tage keinem Gaste, bei solchen Festlichkeiten keinem rechten Teilnehmer fehlen. Eine Schande aber
wäre es nicht minder, wenn dem Sammler für die
Hausapotheke dieses würzige Kraut entginge.«*

Die Blätter der aus den Mittelmeerländern stam-
menden aromatischen Heilpflanze enthalten Ros-
marin-Kampfer, der den Eigenschaften des echten
Kampfer aus dem Kampferbaum sehr ähnlich ist.
Rosmarin ist ein ausgezeichnetes Tonikum zur
Anregung des Kreislaufs und Nervensystems und
wirkt darüber hinaus gallefördernd. Zur äußerlichen
Anwendung kommt der Rosmarin vor allem bei
Kreislaufbeschwerden in Form von Einreibungen
und Rosmarinbädern.

Teilanwendung bei Bluthochdruck und Kreislaufschwäche:

Kaltes Armbad (siehe S. 67)

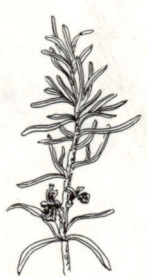

Rosmarin

Dezember: Erkältung und Bronchitis vorbeugen und heilen

Die ätherischen Öle des im Mittelmeerraum beheimateten echten Thymians enthalten als wichtigsten Bestandteil Thymol, das schweren Husten lindert. Asthma und Bronchialkatarrhe werden ebenso mit Thymian behandelt wie chronische Lungenerweiterungen. Bei Keuchhusten wird Kindern Thymiansirup verabreicht. Das Thymianbad ist eines der wirkungsvollsten Kräuterbäder bei oben genannten Krankheiten wie auch jeder Art von Erkältungen.

Wasseranwendung bei Grippe und Asthma:

Heißes Fußbad (siehe S. 100)

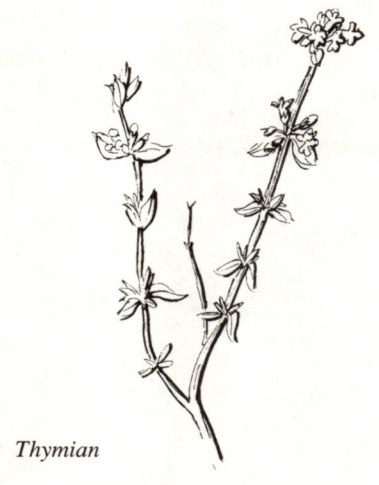

Thymian

Letzte Anmerkungen

Letzte Anmerkungen

In einer Welt zunehmender Umwelt- und Strahlen-
belastung, von wachsendem Streß, ungesunder
Ernährung mit denaturierten Nahrungsmitteln, aber
auch teilweise schweren Folgen durch über-
mäßigen Medikamentengebrauch ist es heute wich-
tiger denn je, ein neues Gesundheitsbewußtsein
und -konzept zu entwickeln und zu befolgen. Zu
Kneipps Zeiten begann der rasante Aufschwung
der chemischen Industrie – heute scheint es, daß
die Chemie aus unserem Leben kaum mehr weg-
zudenken ist, unter anderem mit der Folge diverser
Krankheiten. In den westlichen Industrienationen
führend sind: Erkrankungen des Herzens, der
Gefäße, Krebs, rheumatische Leiden und Erkrankungen des Verdauungssystems und andere. Von
Umwelteinflüssen abgesehen, stehen diese Krankheiten und Leiden in direktem Zusammenhang mit
Ernährungsfehlern, Bewegungsmangel und Ver-
stößen gegen eine natürliche Lebensweise.
Unter anderem können wir dem mit dem ganzheitlichen Kneipp-Konzept etwas entgegensetzen und
dabei ein neues Bewußtsein über unsere Gesundheit und unsere Verantwortung uns selbst
gegenüber entwickeln. Gesund ist eine Person, die
in Harmonie mit allen ihren körperlichen, seelischen
und geistigen Funktionen lebt und die ihre
Selbstheilungskräfte so zu aktivieren versteht, daß
es im großen und ganzen zu einer Erhaltung bzw.
Wiedererlangung dieser Harmonie kommt.

Register

REGISTER